Q&Aとアウ値で学ぶ 検査・データがまるごとわかる本

Contents

皆さんへのメッセージ 2

謝辞・執筆者一覧・写真協力 6

Introduction まずはコレ！　検査・データをみる理由を理解しよう 7
葛川 元・黒田 智也

第1章　わからないことがわかる！　スッキリ理解できる血液検査　　11

A 脱水・貧血・炎症を見抜く！　血算のみかた
丹生 竜太郎・川田 稔・望月 將喜・中村 謙介

01. 赤血球数（RBC）... 12
02. ヘモグロビン（Hb）...................................... 13
03. ヘマトクリット（Ht）................................... 14
04. 赤血球沈降速度（ESR）............................... 15
05. フェリチン 16
06. 平均赤血球容積（MCV）............................. 17
07. 平均赤血球ヘモグロビン量（MCH）
　　平均赤血球ヘモグロビン濃度（MCHC）...... 18
08. 白血球（WBC）... 19
09. 好中球 20
10. リンパ球 21
11. 単球 22
12. 好酸球 23
13. 好塩基球 24
14. 血小板 25

B 臨床でスグに使える！
肝臓・栄養・腎臓・心臓系データのみかた
水田 敏彦・高井 大輔・中野 秀比古・島田 敦・
中村 謙介・原田 真二・西田 翔・遠藤 聡

01. AST・ALT... 26
02. AST/ALT比 27
03. 乳酸脱水素酵素（LD・LDH）/
　　LDHアイソザイム 28
04. アルカリフォスファターゼ（ALP）/
　　ALPアイソザイム 29
05. γグルタミルトランスペプチダーゼ（γGPT）...... 30
06. 総ビリルビン（T-Bil）............................... 31
07. 間接ビリルビン（ID-Bil）......................... 32
08. 直接ビリルビン（D-Bil）.......................... 33
09. アミラーゼ（AMY）/AMYアイソザイム 34
10. リパーゼ 35
11. CRP 36

12. 総タンパク（TP）...................................... 38
13. アルブミン値（Alb）................................. 39
14. フィッシャー比 40
15. レチノール結合蛋白（RBP）..................... 41
16. トランスサイレチン（TTR）..................... 42
17. トランスフェリン（Tf）............................ 43
18. コリンエステラーゼ（ChE）..................... 44
19. 総コレステロール（TC）........................... 45
20. HDLコレステロール（HDL-C）................. 46
21. LDLコレステロール（LDL-C）................. 47
22. 中性脂肪（トリグリセライド：TG）.......... 48
23. リポタンパク 49
24. アンモニア（NH₃）................................... 50
25. 尿素窒素（BUN）...................................... 51
26. クレアチニン（Cr）................................... 52
27. 尿素窒素/クレアチニン比（BUN/Cr比）...... 53
28. 糸球体濾過量（GFR）
　　推定糸球体濾過量（eGFR）..................... 54
29. シスタチンC 56
30. 尿酸（UA）.. 57
31. β2ミクログロブリン 58
32. クレアチンキナーゼ（CK）....................... 59
33. 脳性ナトリウム利尿ペプチド（BNP）....... 60
34. BNP前駆体N端側フラグメント（NT-proBNP）...61
35. 心筋トロポニンT 62

C 急変防止にゼッタイに必要な電解質のみかた
遠藤 聡

01. ナトリウム（Na）...................................... 63
02. クロール（Cl）... 64
03. カルシウム（Ca）...................................... 65
04. カリウム（K）.. 66
05. マグネシウム（Mg）................................. 68
06. リン（P）.. 69

D 出血のリスクをどう考える！？
凝固・線溶系のみかた

劉 啓文

イラストでわかる凝固の流れ ……………… 70
01. 出血時間 ………………………………… 71
02. プロトロンビン時間（PT） ……………… 72
03. PT-INR …………………………………… 73
04. 活性化部分トロンボプラスチン時間（APTT） …… 74
05. アンチトロンビンテスト ………………… 75
06. Dダイマー ……………………………… 76
07. フィブリン・フィブリノーゲン分解産物（FDP）…… 77
08. フィブリノーゲン ………………………… 78
09. アンチトロンビンIII複合体（TAT） ……… 79
10. プラスミノーゲン（PLG） ……………… 80
11. α2 プラスミンインヒビター・プラスミン
複合体（PIC）…………………………… 81

E 時期別に使い分ける！　血糖検査のみかた

髙岸 亮太

01. 血糖値（BS・GLU） …………………… 82
02. グリコヘモグロビン（HbA1c） ………… 84
03. グリコアルブミン（GA） ………………… 85

F 人間に必要不可欠なミネラル！
創傷治癒に関係する微量元素のみかた

黒田 智也

01. 亜鉛（Zn） ……………………………… 86
02. 銅（Cu） ………………………………… 87
コラム ……………………………………… 88

第2章　見逃しで失敗・・非常に大切な検査 ～急変を事前に察知！　尿検査・便検査・穿刺・採取液検査～　89

A 尿だけでここまでわかる！　尿・便検査のみかた

川瀬 和大・遠藤 聡

01. 尿量 ……………………………………… 90
02. 尿比重 …………………………………… 91
03. 尿蛋白 …………………………………… 92
04. 尿pH …………………………………… 93
05. 尿糖 ……………………………………… 94
06. 尿ケトン体 ……………………………… 95
07. 便潜血反応 ……………………………… 96
08. 便性状 …………………………………… 97

B 身体の中は水が基本！
穿刺・採取液検査のみかた

劉 啓文

01. 胸水 ……………………………………… 98
02. 腹水 ……………………………………… 99
03. 脳脊髄液 ………………………………… 100
04. 骨髄液 …………………………………… 101
05. 関節液 …………………………………… 102

第3章　レントゲン画像の「わかりません」を解決する異常所見のみかた　103

谷 崇史・足立 拓也

01. **CP angle** 104
02. **CTR** 105
03. **バタフライシャドー** 106
04. **エアブロンコグラム** 107
05. **カーリー線** 108
06. **シルエットサイン** 109
07. **円形無気肺（コメットテイルサイン）** 110
08. **気管偏位** 111
09. **コンソリデーション** 112
10. **横隔膜平坦化/滴状心** 113
11. **ディープサルカスサイン** 114
12. **ニボー像** 115
13. **フリーエア** 116

第4章　呼吸管理をマスターする！　血液ガスデータと呼吸機器のパラメータのみかた　117

飯田 祥・広田 晋・音地 亮・見波 亮・原田 真二

01. **PaO_2（動脈血酸素分圧）** 118
02. **SaO_2（動脈血酸素飽和度）** 119
03. **P/F比** 120
04. **$A-aDO_2$（肺胞動脈血酸素分圧較差）** 121
05. **pH** 122
06. **$PaCO_2$（動脈血二酸化炭素分圧）** 123
07. **HCO_3^-（重炭酸イオン）** 124
08. **AG（アニオンギャップ）** 125
09. **補正HCO_3^-** 126
10. **乳酸（Lactate）** 127
11. **鼻カニュラ** 128
12. **簡易酸素マスク** 129

13. リザーバーマスク	130	19. PEEP（呼気終末陽圧）	136
14. イージーウォーター ネブライザーシステム	131	20. プレッシャーサポート（PS）	137
15. 高流量鼻カニュラ	132	21. F$_I$O$_2$	138
16. CMV・A/C	133	22. Tモード	139
17. SIMV	134	23. S/Tモード	140
18. CPAP	135	24. Sモード	141
		25. EPAP/IPAP	142

第5章　術後合併症を予防せよ！　肺機能検査のみかた　143

安村 大拙・高良 光・飯田 祥

01. 肺活量（VC）	144	05. 空気とらえこみ指数（ATI）	148
02. %肺活量（%VC）	145	06. クロージングボリューム（CV）	149
03. %1秒量（%FEV$_{1.0}$）	146	07. 肺拡散能（D$_{LCO}$）	150
04. 1秒率（FEV$_{1.0}$%）	147		

第6章　血液循環検査のすべて！　心臓・脳のみかた　151

鶴 良太・石井 顕・花澤 学・山田 拓也

01. LVEF（左室駆出率）	152	12. 心係数（CI）	163
02. Simpson EF	153	13. 中心静脈圧（CVP）・右房圧（RAP）	164
03. %FS（左室内径短縮率）	154	14. 肺動脈圧（PAP）	165
04. LVDd（左室拡張末期径）	155	15. 肺動脈楔入圧（PAWP）	166
05. LVDs（左室収縮末期径）	156	16. 混合静脈血酸素飽和度（SvO$_2$）	167
06. 左室拡張末期容積（LVEDV）	157	17. 一回拍出量（SV）	168
07. 右室駆出率（RVEF）	158	18. 一回拍出量変化（SVV）	169
08. IVSth（心室中隔壁厚）・ LVPWth（左室後壁厚）	159	19. 全血管抵抗（SVR）	170
09. E/e′	160	20. 下肢静脈エコー	172
10. LAD（左房径）	161	21. 頭蓋内圧（ICP）	174
11. 心拍出量（CO）	162	22. 脳灌流圧（CPP）	175
		23. 中大脳動脈平均血流速度	176

第7章　モニター・機器が少なくてもOK！　フィジカルアセスメントのみかた　177

花澤 学・黒田 智也・山田 拓也・大島 成司

01. 呼吸数	178	08. ツルゴール・ハンカチーフサイン	185
02. 収縮期血圧（SBP）	179	09. 体温	186
03. 拡張期血圧（DBP）	180	10. JCS（意識レベル）	187
04. 平均血圧（MAP）	181	11. GCS（意識レベル）	188
05. 心拍数（Heart rate）	182	12. 瞳孔	189
06. 頸静脈拍動	183	ケア：気管内吸引圧	190
07. 末梢血管再充填時間（CRT）	184		

第8章　活動を数値でみよう！　ADLを高める運動機能のみかた　191

川瀬 和大・黒田 智也

01. MRC score	192	06. 両脚立ち上がり（BLS）・片脚立ち上がり（SLS） 197
02. FRT	193	
03. TUG	194	07. Frail CS-10（フレイル10秒立ち上がりテスト） 198
04. FSST	195	
05. SPPB	196	

文献	199	**索引**	202

謝　辞

　この本の制作にあたり、多大なるご理解とご協力をいただきました、執筆者の皆様、本書の主旨を理解してくださり、写真の掲載にご協力くださった企業の皆様に感謝申し上げます。また、臨床家たちの細かい要望に応え、素晴らしいイラスト・図表のデザインをしてくださった、品川幸人様、ささきみお様、小松礼様、株式会社ホライズン・データ・ワークス様に深甚な謝意を表します。そして最後に、安全な離床を実現するために力を貸してくださった日本離床学会の皆様と、ご協力いただいた全ての方々に深謝いたします。

執筆者一覧

編著

曷川　元	日本離床学会	黒田　智也	日本離床学会

執筆者（五十音順）

足立　拓也	兵庫医科大学病院	中野　秀比古	日立総合病院
飯田　祥	日本離床学会	中村　謙介	日立総合病院
石井　顕	横須賀市立市民病院	丹生　竜太郎	済生会八幡総合病院
遠藤　聡	松山リハビリテーション病院	西田　翔	汐田総合病院
大島　成司	南奈良総合医療センター	花澤　学	成田赤十字病院
音地　亮	北九州市立医療センター	原田　真二	大和成和病院
川田　稔	倉敷紀念病院	広田　晋	岐阜県立多治見病院
川瀬　和大	大阪府済生会茨木病院	水田　敏彦	藤川病院
島田　敦	日立総合病院	見波　亮	国立病院機構東京病院
高井　大輔	日立総合病院	望月　將喜	日立総合病院
髙岸　亮太	大阪府済生会茨木病院	安村　大拙	那覇市立病院
高良　光	那覇市立病院	山田　拓也	函館厚生院函館五稜郭病院
谷　崇史	石巻赤十字病院	劉　啓文	The Prince Charles Hospital
鶴　良太	イムス葛飾ハートセンター		

写真協力

エドワーズライフサイエンス株式会社	日本メディカルネクスト株式会社
株式会社アムコ	フクダ電子株式会社
株式会社小池メディカル	ヘモネティクスジャパン合同会社
株式会社フィリップス・ジャパン	ロシュ・ダイアグノスティックス株式会社
株式会社メディコン	

Introduction

まずはコレ！
検査・データをみる理由を理解しよう

まずはコレ！ 検査・データをみる理由を理解しよう

なぜ診断する目的以外に検査値をみる必要があるのか？

　検査やデータ結果は、出ている症状を調べ、病気の診断や進行度合いを知るために用いられてきました。しかし、ただ患者さんを診断し、経過を追えばよいという時代は終わりました。なぜなら、その場の治療は成功しても、退院後に寝たきりになってしまう人が後をたたないからです。患者さんの治療を退院後の生活までトータルで考えアプローチするために、検査・データをみる時代なのです。

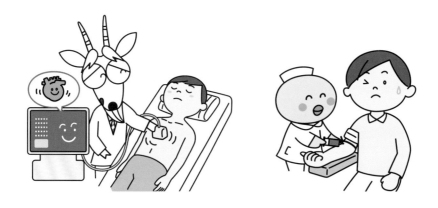

検査からわかること

　患者さんが検査を受けて検査項目の結果をみた時、それらが正常なのか異常なのかが、私たちにとって最も気になる点です。でも、こればかりに気を取られ、「SpO$_2$が低いから呼吸障害」「ALT・ASTが高いから肝機能障害」…そんな一辺倒なみかたをしていませんか？　臨床で必要なのは、複数の検査値を関連づけて、ベストな治療は何か、離床が行えるのか、といった総合的な判断ができる“アセスメント力”です。1つの検査やデータの読み方だけでなく、他のパラメータとの関連や、離床時の留意点などを学び、臨床に直結する学習をしていく必要があります。

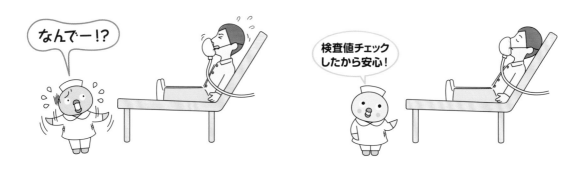

基準値を信用しすぎないこと

　検査やデータ結果が問題ないと判断される値は、かつては「正常値」と呼ばれていました。しかし、正常の基準や定義があいまいな上に、健康な人が正常値である保証はありません。健康な人でも人種、年齢、性別、生活習慣や環境など、数多くの要因によって検査値は変動する可能性があるからです。そのため、1990年代に「正常値」は「基準値」という用語に呼称統一されました。また、検査の基準値も、絶対的なものではありません。基準値は、正常な人の 95％ が当てはまるように設定されていて、身体に異常がなくても、検査値が基準値からはみ出す人もいます。基準値外でも、健康な人がいることを認識することが大切です。

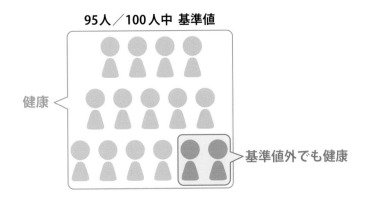

　逆に、「基準値以内」であっても、安心できないこともあります。例えば、肝臓は沈黙の臓器と呼ばれ、肝硬変などで肝機能がある程度低下しても、残された肝細胞だけで、肝臓の働きを、一時的に補うことができます。その場合、肝臓の機能は徐々に低下しているにもかかわらず、ASTやALTの値は、基準値内におさまっていることが多いのです。一つの検査やデータだけで正常・異常と判断することは、患者さんの変化を見落とす危険があります。総合的にデータを診て、一人ひとりの患者さんの状態にあわせて判断していく必要があります。

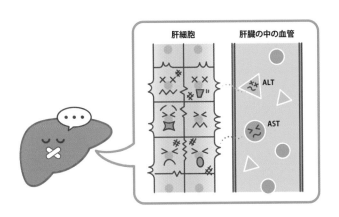

検査データを臨床に活かすコツ～アウ値とは～

本書では、臨床的に危険な値を「アウト」と「値」をかけあわせ「アウ値」と呼んでいます。「アウ値」を以下のようにします。

> ### 医師であれば、生命の異常を察知し、
> ### 対策・数値の補正を検討する値

> ### コメディカルであれば、
> ### ケアや離床を、そのまま進めるのは危険ではないかと、
> ### 一旦立ち止まって中止を検討すべき値

　たくさんある検査やデータ結果の基準値を全て覚えておくのは大変です。学生時代に一生懸命覚えたのに、国家試験終了後に忘れてしまっていることも少なくありません。そこで、この覚えやすい「アウ値」の知識を持って、ベッドサイドに向かってみてください。患者さんを診たときに、異常？正常？の判断がつきやすいことに気づくはずです。この活きた知識を得て、目の前の患者さんの社会復帰に活用してみましょう。

　検査値だけにとらわれずに、それぞれの検査が臨床のなかで意味するものを理解し、的確に判断・行動できる医療を目指すことが大切なのです。

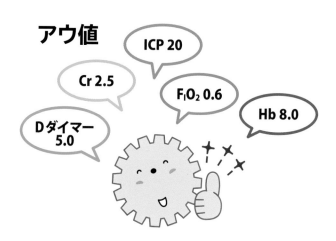

アウ値

ICP 20

Cr 2.5

F_IO_2 0.6

Hb 8.0

Dダイマー
5.0

わからないことがわかる！
スッキリ理解できる血液検査

A. 脱水・貧血・炎症を見抜く！　血液検査のみかた

B. 臨床でスグに使える！
　　肝臓・栄養・腎臓・心臓系データのみかた

C. 急変防止にゼッタイに必要な電解質のみかた

D. 出血のリスクをどう考える！？
　　凝固・線溶系のみかた

E. 時期別に使い分ける！　血糖検査のみかた

F. 人間に必要不可欠なミネラル！
　　創傷治癒に関係する微量元素のみかた

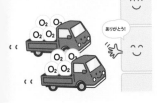

赤血球（RBC）

基準値　男性：427〜570×10^4/μL　女性：376〜500×10^4/μL

▶ 実践! 離床完全マニュアル 2　P.64参照

アウ値

⬆ **600×10^4/μL**
⬇ **330×10^4/μL**

▶ 赤血球とは

骨髄から生成される血液成分で血液の細胞成分のほとんどを占めています。

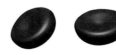
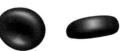

⬆ 高値：脱水、多血症や睡眠時無呼吸症候群、ストレス、喫煙　など
⬇ 低値：貧血　など

離床の留意点

高値の場合は、脱水による起立性低血圧に注意しながら、離床を行うのがポイントとなります。低値の場合は、急性出血や溶血、腎機能障害など様々な原因が考えられますが、貧血を考慮し、倦怠感などに注意して離床を行う必要があります。

データに関するQ&A

Q 腎不全によって赤血球数が低下する理由を教えてください。

A 赤血球の造血因子であるエリスロポエチン（EPO）は大部分が腎臓で産生されるため、腎機能が低下するとEPO産生も低下して、赤血球数が低下します。これを腎性貧血と呼びます。腎性貧血は主にEPO産生の低下が原因ですが、尿毒素による造血障害や赤血球寿命の短縮も関与していると考えられています。

豆知識

赤血球と貧血の関係

赤血球の値のみで貧血と診断されることは、ほぼありません。赤血球成分の中で酸素運搬の役割を担っているのは、ヘモグロビンです。血液成分の中の赤血球の割合であるヘマトクリット値やヘモグロビン値を総合して低値であれば、貧血と診断されます。

検査値 1-A02 ヘモグロビン（Hb）

基準値　男性13.5〜17.6 g/dL　女性11.3〜15.2 g/dL

▶ 実践! 離床完全マニュアル 2　P.64参照

アウ値

↓ **8.0** g/dL

↓ 低値：貧血　など

● ヘモグロビンとは

ヘモグロビンは赤血球に含まれる成分で酸素運搬の主役です。

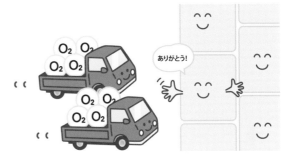

ありがとう!

離床の留意点

低値の場合は、貧血を考慮し、倦怠感に配慮しての離床を心がけましょう。また8.0/dL以下の場合は、輸血を行ってから離床を促すのもポイントとなります。逆にヘモグロビンが高値の場合、脱水による循環血液量の不足を考慮する必要があります。起立性低血圧に注意しながら離床を進めます。

データに関するQ&A

Q ヘモグロビンが低値を示し、離床してはいけないと判断する時に、見るべきフィジカルアセスメントの所見を教えてください。

A ヘモグロビンは酸素運搬が主な役割であるため、低値を示す場合には各組織が酸素欠乏の状態であることを意味します。体内の酸素が欠乏すると、息切れ、チアノーゼ、倦怠感、意識レベル低下などの症状をきたします。これらの症状を認める場合には、酸素運搬を早める離床は一度見合わせ、輸血や投薬など、治療を優先させることも考慮しましょう。

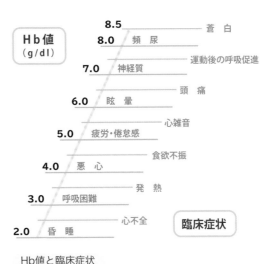

Hb値（g/dl）	臨床症状
8.5	蒼白
8.0	頻尿
	運動後の呼吸促進
7.0	神経質
	頭痛
6.0	眩暈
	心雑音
5.0	疲労・倦怠感
	食欲不振
4.0	悪心
	発熱
3.0	呼吸困難
	心不全
2.0	昏睡

Hb値と臨床症状

ヘマトクリット (Ht)

基準値　男性：40〜50 %　女性：35〜45 %

▶ 実践！離床完全マニュアル 2　P.65参照

アウ値

⬆ **55**%
⬇ **30**%

● ヘマトクリットとは

全血液中に占める赤血球の割合を示したものです。

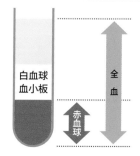

白血球
血小板

全血

赤血球

⬆ 高値：脱水、赤血球増加症　など
⬇ 低値：貧血　など

離床の留意点

ヘマトクリットが高値の場合、脱水による循環血液量の不足を考慮する必要があります。起立性低血圧に注意しながら離床をすすめましょう。低値の場合は、貧血を考慮して倦怠感に配慮した離床レベルの設定がポイントです。

データに関するQ&A

Q ヘマトクリットが高値のときに脱水ということはわかりましたが、起立性低血圧以外に気をつけることはありますか？

A ヘマトクリットは、血球と血漿のバランスをみる指標です。脱水では"血液が濃縮する"と表現されますが、血球に対して、液体成分である血漿が少なくなります。血液が濃縮されているとは、「ドロドロ」の状態です（右図）。脱水時の注意点として、循環血液量減少による、起立性低血圧がありますが、それ以外に気をつける点として、血栓の形成があります。ヘマトクリット高値は、脳梗塞の再発の危険因子とされています[1]。離床に関連する病態としては、心筋梗塞や深部静脈血栓症の危険因子とも考えられますので、ヘマトクリット高値をみたら、水分バランスの補正を優先し、リスクに配慮した離床方法を検討しましょう。

正常
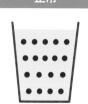

脱水
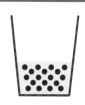

脱水時の血球と血漿のバランス

検査値 1-A04　赤血球沈降速度（ESR）

基準値　男性：2〜10 mm/h　女性：3〜15 mm/h

ESR：Erythrocyte Sedimentation Rate

アウ値

⬆ **20** mm/h
⬇ **1** mm/h

▶ 赤血球沈降速度とは

赤血球が試験管内を沈んでいく速度を測定する検査で、古くから用いられていた炎症マーカーの一つです。初診時のスクリーニングや慢性炎症性疾患の診断などに利用されています。

⬆ 高値（亢進）：感染症、貧血、妊娠、膠原病活動期、悪性腫瘍、ネフローゼ症候群　など
⬇ 低値（遅延）：脱水、多血症、DIC　など

離床の留意点

赤血球が早く沈む（亢進する）場合は、炎症が強いと判断します。できれば、CRPや白血球の上昇とあわせて炎症状況を考え、離床を判断します。また、貧血による場合は倦怠感に配慮します。遅く沈む（遅延する）場合では、脱水による起立性低血圧を疑い、めまいなどの自覚症状に注意しましょう。また、DICなどの重篤な疾患の場合があるので注意が必要です。

データに関するQ&A

Q 炎症のデータをみるCRPと赤沈の違いはなんですか？

A CRPと赤沈の違いは、炎症の発症時から異常値になるまでの時間です。具体的にはストレス刺激からCRPの増加は6〜12時間、赤沈亢進には24〜36時間を要します。また、感染症の原因によってストレス反応が違います。CRPはウイルス感染症や小児の感染症では正常値であることがあり、赤沈は貧血・妊娠・アルブミン減少・γグロブリンやフィブリノーゲン増加などで亢進したりしたりするので、CRPと赤沈を両方測定することにより、炎症の時期や状態を大まかに理解することができ、慢性炎症疾患の活動性や治癒判定に利用されます。

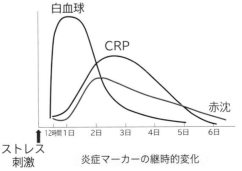

炎症マーカーの継時的変化

フェリチン

基準値　男性：20〜210 ng/mL　女性：5〜157 ng/mL

アウ値

⬇ **12** ng/mL

●フェリチンとは

フェリチンは、鉄と結合することで鉄貯蔵に関連する重要なタンパク質です。血清フェリチン値は、鉄欠乏の状態を反映する指標となります。

⬇ 低値：鉄欠乏性貧血　など

離床の留意点

低値の場合は鉄欠乏性貧血が考えられるため、貧血を考慮し、倦怠感などに注意して離床を行うのがポイントとなります。

データに関するQ&A

Q 貧血患者のヘモグロビン値が回復したので離床しようとしたら、医師からストップがかかりました。なぜでしょうか？

A まず、医師からストップがかかったということは、血清フェリチン値が回復していなかったからと考えられます。鉄剤を投与した後は、1) ヘモグロビン、2) 血清フェリチン値、の順に数値が回復します。ヘモグロビンが回復してから血清フェリチン値が回復するまで、なんと2〜3ヶ月の時間差があるといわれています。ヘモグロビンが回復しても、血清フェリチン値が回復しないと、貯蔵鉄が不足している状態となり、貧血症状がすぐに現れてしまうため、医師は離床を止めたのだと思います。

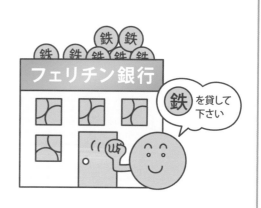

検査値 1-A06　平均赤血球容積（MCV）

基準値　80〜100 fL

MCV：Mean Corpuscular Volume

分類

貧血の型	MCV（fL）	MCH（pg）	MCHC（%）
小球性低色素貧血	79 以下	25 以下	31 以下
正球性正色素性貧血	80 〜 100	26 〜 35	32 〜 36
大球性正色素貧血	100 以上	35 以上	32 〜 36

⬆ 高値：ビタミン B12 欠乏性貧血（悪性
　　　　貧血）、葉酸欠乏性貧血　など

⬇ 低値：鉄欠乏性貧血、関節リウマチ、
　　　　サラセミア　など

※基準値内を示し貧血症状を呈する場合は、腎性貧
血、溶血性貧血、再生不良貧血、急性出血などが
疑えます。

離床の留意点

平均赤血球容積により貧血と考えられる患
者さんが、疲労感が強い場合や呼吸が速い
場合、離床の負荷量を減らしましょう。

▶ 平均赤血球容積とは

赤血球指数の１つで、赤血球１個の平均の大き
さ（容積）を示します。数値から大球性、正球性、
小球性、に分類され、貧血の鑑別に用います。

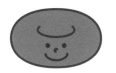

MCV

赤血球の大きさを表す

データに関するQ&A

Q 平均赤血球容積は高くても貧血？　低くても貧血？　違いはなんですか？

A 貧血のうち、平均赤血球容積（MCV）が高い場合を大球性貧血といいます。その中の一
つにビタミンB12欠乏や葉酸欠乏が原因で、正常な形ではない大きな赤血球が作られてい
るケースがあります。これを巨赤芽球性貧血といいます。逆にMCVが低い場合を小球性貧血と
いいます。正常な形ではない小さな赤血球がたくさん作られていることを意味します。代表的な
ものに、鉄分の不足によって起きる鉄欠乏性貧血があります。このように平均赤血球容積の値は
貧血の際の赤血球の大きさの違いを表すもので、病態の判別の一助となっています。

平均赤血球ヘモグロビン量（MCH）
平均赤血球ヘモグロビン濃度（MCHC）

基準値　MCH：27〜34 pg　MCHC：32〜36 %

MCH：Mean Corpuscular Hemoglobin
MCHC：Mean Corpuscular Hemoglobin Concentration

分類

貧血の型	MCV（fL）	MCH（pg）	MCHC（%）
小球性低色素性貧血	79 以下	25 以下	31 以下
正球性正色素性貧血	80 〜 100	26 〜 35	32 〜 36
大球性正色素性貧血	100 以上	35 以上	32 〜 36

▶ 平均赤血球ヘモグロビンとは

赤血球指数の1つで、MCHは一定の容積の赤血球に占めるヘモグロビンの量を、MCHCは濃度を示します。この結果によって貧血を正色素性の貧血（色素はヘモグロビンのこと）と低色素性の貧血に分けることができます。

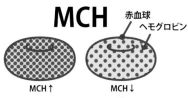

MCH

赤血球
ヘモグロビン

MCH↑　　　MCH↓

赤血球内のヘモグロビンの量を表す

離床の留意点

平均赤血球ヘモグロビンが低値を示すときは、鉄欠乏性貧血を伴う場合が多いので、ヘモグロビンなどの血液データや易疲労感、呼吸数の上昇などに気をつけて負荷量を調整するのがポイントとなります。

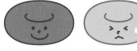

MCHC

赤血球の濃さを表す

データに関するQ&A

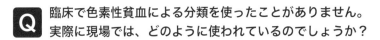

Q 臨床で色素性貧血による分類を使ったことがありません。
実際に現場では、どのように使われているのでしょうか？

A この分類とは、貧血の原因を判別するために使用されます。色素性の判別には、赤血球の濃度を示すMCHCが使用されます。MCHCが低値ということは、濃度が低いため低色素性となり、低色素性の大多数は鉄欠乏性貧血で、小球性のものが多いのが特徴です。また、MCHCは基準値内でも貧血の可能性があり、正球性正色素性貧血か大球性正色素貧血が疑われます。正球性正色素性貧血は、赤血球が失われる急性出血、もしくは赤血球が造られない腎性貧血などが考えられます。大球性正色素貧血は巨赤芽球性貧血、悪性貧血などが考えられます。球性については、MCHCのみでは判断せず、MCVにより鑑別されます。貧血の鑑別は、同時に白血球数や血小板を確認し、貧血だけなのか、骨髄機能全体が抑制されているかを調べ、病態や疾患を鑑別しています。

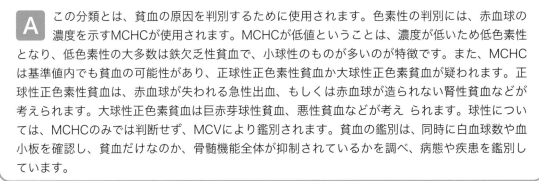

検査値 1-A08 白血球（WBC）

基準値　3500〜9000 /μL

▶ 実践! 離床完全マニュアル 2　P.65参照

アウ値

↑ 10000/μL

↑ 高値：炎症反応、細菌感染症、
アレルギー疾患、
ステロイド投与　など

▶白血球とは

生体防御と免疫にかかわっており、体外から侵入した細菌やウィルスを取り込み、消化・分解する働きをしています。白血球は、好中球、好酸球、好塩基球、リンパ球、単球の5種類に分類ができます。

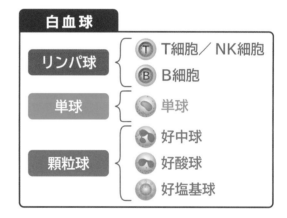

白血球
- リンパ球 ── ⓉT細胞／NK細胞／ⒷB細胞
- 単球 ── 単球
- 顆粒球 ── 好中球／好酸球／好塩基球

離床の留意点

白血球やCRPが高値の場合は、炎症反応が起こしていることを示しています。この反応は、体内に侵入した病原体の増殖を抑制し、毒素を全身へ拡散しないようにする防御反応の1つです。炎症反応があるときは、発熱していて、栄養や酸素の消費が多く、体力を消耗します。離床を検討する際には、体力消耗を最小限に抑え、栄養・水分・酸素・休養を補給しながら進めましょう。

データに関するQ&A

Q 白血球・CRPはどのような炎症でも反応する万能な検査でしょうか？

A 白血球・CRPは炎症反応の検査として有用ですが、各検査の高低だけで炎症や感染を判断するのは危険です。白血球は、感染により上昇し、CRPはさまざまな炎症で著しく増加する血清中の蛋白質のことです。感染症の時は、CRPの上昇は、白血球よりも遅れて6〜8時間で増加し、48〜72時間後にピークとなります。白血球とCRPがピークアウトし始めたら離床を進めましょう。

好中球

基準値　5000 / μL

アウ値

↑ 7500 / μL

● 好中球とは

白血球の中で約半分を占める生体防御の番人です。侵入物に対する最初の防御反応を示し、細菌や異物の貪食、消化殺菌を行う顆粒球です。

↑ 高値：炎症反応、細菌性感染症、心筋梗塞、白血病、ストレス、喫煙　など

離床の留意点

好中球は、白血球の中でも最も多い細胞で、細菌や真菌（カビの仲間）を殺菌する上で主役となる細胞です。この好中球は、真っ先に血管を出て侵入部位に駆けつけ、病原菌を食べて殺菌するため、好中球が上昇している場合は、炎症反応が急性期であることを示していますので、離床負荷のかけ過ぎに注意が必要です。

データに関するQ&A

Q ウイルス性感染症と細菌性感染症の違いとは？

A 感染症は、ウイルスや細菌などが身体に入り増殖することによって起きる病気です。好中球の上昇では細菌性の感染を、リンパ球の上昇ではウイルス性の感染を疑います。そのため、好中球とリンパ球の上昇を見極めることは、感染症の種類を把握して、適切な治療・感染予防を行うために重要です。

ウイルス感染症と細菌性感染症の違い

	ウイルス	細菌
細胞	ない	ある
増殖	単独では増殖できないため、体内の細胞内で増殖する	細胞がなくても自己増殖できる
治療法	抗ウイルス薬	抗生物質

検査値 1-A10 リンパ球

基準値 1500〜4000 / μL

アウ値

↑ 4000 / μL

↑ 高値：ウイルス性感染症、白血病、
リンパ腫、ストレス　など

※一般的に細菌感染ではリンパ球は増加しませんが、
百日咳や水痘などで増加することがあります。

● リンパ球とは

生体の防御能力、免疫反応を担っており、骨髄
や胸腺などのリンパ組織に多数存在しています。
主に胸腺で分化し直接異物を攻撃する T 細胞と、
骨髄で分化し異物に対する抗体を産生する B 細
胞があります。また腫瘍細胞の攻撃に抜群の威
力を発揮する NK 細胞もあります。

B 細胞	・抗原を産生 ・抗原の記憶 ・再感染に備えてくれる
T 細胞	・キラー T 細胞： 　ウイルス感染細胞などを破壊 ・ヘルパー T 細胞： 　他の免疫細胞の機能調節
NK細胞	・抗腫瘍効果には、抜群の威力を発揮する

離床の留意点

リンパ球が高いときは、まず感染が疑われます。さらに熱が高い場合は、ワッサーマンの歯車が
既に高速回転し、全身で防御反応を示しているとも考えられます。38.5度以上の発熱では、ルー
チンの離床は見合わせましょう。

データに関するQ&A

Q リンパ球数と好中球数の使い分けについて教えてください。

A 「好中球」と「リンパ球」は、炎症マーカーとして知られています。好中球とリンパ球は
免疫細胞ですが、共に炎症細胞とも呼ばれ、「炎症」の起こる場所に集まります。好中球
は主として急性期、リンパ球は慢性期の炎症に関与しています。2つの細胞は免疫機能の指標と
してだけではなく、「炎症」の指標としても用いられており、好中球数とリンパ球数の比（NLR）
という形で表されています。高値を示せば、それだけ「炎症」の程度が重いということを示して
います。また、NLRは進行している「がん」において、高値を示すことが知られています。これ
は、「がん」の組織内で起きている「炎症」が原因となっていると考えられています。高値を示
す場合は「がん」の予後が悪いとする研究結果が報告されています[2]。転移再発乳癌ではNLR 3.7
以上の場合、予後を予測する因子（予後が悪い）となる可能性が示唆されています[3]。

単球

基準値　100〜900/μL

アウ値

↑ **1000**/μL

↑ 高値：感染症、急性炎症の回復期、
　　　　結核、白血病　など

● 単球とは

単球は、貪食能力が強く、異物の取り込み、老化した血球の分解や殺菌を行います。血管を出て組織に移動するとマクロファージと呼ばれ、異物、がん細胞や死んだ好中球の死骸なども貪食し大食細胞とも呼ばれます。

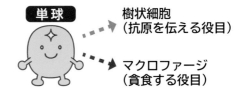

単球 → 樹状細胞（抗原を伝える役目）
　　　→ マクロファージ（貪食する役目）

離床の留意点

単球が著しく増加する場合には、炎症反応が高いことを示しており、過負荷な運動を行うと、活性酸素（酸化ストレス）を増加させてしまいます。感染の培養結果および経過をよく確認し、離床時のアセスメントを行いながら負荷を調整する必要があります。

データに関するQ&A

Q 単球とはどういった役割をもっているのでしょうか？

A 単球とは、好中球よりも強い貪食機能をもち、免疫機能に必要不可欠な物質です。さらに、リンパ球のT細胞に抗原を提示する役割をもっています。T細胞は単球からの抗原提示を受け、感染源の破壊や免疫機能の調節を行っています。

抗原提示作用

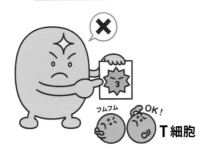

T細胞

殺菌作用

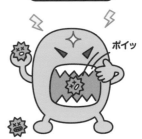

ポイッ

検査値 1-A12 好酸球

基準値　40〜450 / μL

アウ値

↑ **2000** / μL

▶ 好酸球とは

好酸球の値は、特にアレルギー反応で上昇します。アレルギーの抑制に関与している細胞で、生態防御としての、貪食能力も持っている顆粒球です。

⬆ 高値：アレルギー疾患、寄生虫、喘息、膠原病、白血病　など

離床の留意点

鼻炎・かゆみなどのアレルギー症状では離床をとめませんが、気管支狭窄など呼吸器症状を伴う場合は注意が必要です。また、アレルギー症状がなく、慢性的に好酸球が増多している場合には、白血病や血液腫瘍など重篤な疾患が隠れている可能性があります。血液検査や画像データなど、原因疾患のアセスメントを行ってから離床を進めましょう。

データに関するQ&A

Q 同様のアレルギー反応を示す好塩基球と、好酸球の違いは何ですか？

A アレルギー反応が起こってすぐに上昇するのが好塩基球、少し時間が経ってから上昇するのが好酸球です。人の身体には、体内に受け入れて問題のない物質（抗原）かどうか判断するチェック機能があります。このチェック機能が過敏に反応すると、アレルギーとして色々な症状が出現します。即時型アレルギーのアナフィラキシーショックばかりが目立ちますが、非即時型アレルギーでも一度落ち着いた症状が、数時間後に再び悪化することがあるので、アレルギーを引き起こす原因となる物質（抗原）を摂取・接触後は、数時間から数日は注意深く観察することが大切です。

好酸球と好塩基球の違い

	好酸球	好塩基球
タイプ	非即時型アレルギー	即時型アレルギー
要注意	気管支喘息・喉頭浮腫	アナフィラキシーショック
出現時期	6 時間〜 2 日経過	数分以内、遅くとも 2 時間以内

好塩基球

基準値　0〜100/μL

アウ値

↑ 150 /μL

○ 好塩基球とは

好塩基球は即時型アレルギー反応で上昇します。白血球のわずか0.5%を占めるに過ぎない顆粒球です。アレルギーを引き起こす原因となる物質（抗原）に接触すると、好塩基球は即時に強いアレルギー反応を示し、時にはアナフィラキシーショックを引き起こすこともあります。

⬆ 高値：アレルギー疾患、アナフィラキシーショック、白血病　など

離床の留意点

好塩基球が高値の場合は、即時型アレルギー反応を示している状態で、アレルギーを引き起こす原因となる物質（抗原）に接触していた場合、数分から数時間以内に症状が出現してきます。特に注意すべき症状は、アナフィラキシーショックです。アナフィラキシーショックは、症状が治ったようにみえてから、再び症状が出てくる、二相性アレルギーも起こることがあり注意が必要です。強いアナフィラキシーショックを引き起こした患者さんの場合には、2-3日は積極的な離床は控えた方がよいでしょう。

データに関するQ&A

Q アナフィラキシーショックを引き起こす原因となる物質（抗原）により、症状の出現時間に違いはありますか？

A まず、アナフィラキシーショックは即時型アレルギーです。そのため、アレルギー症状の原因となる物質（抗原）に接触して、数分から1-2時間までに症状が現れます。その症状は、蕁麻疹、悪心、動悸、喘鳴など多岐にわたり、重篤になると喉頭浮腫、呼吸困難、不整脈を引き起こし、死に至ることもあります。質問の通り、症状の出現時間は原因となる物質（抗原）によって異なります。例えば、蜂に刺され毒が体内に入ると、約15分以内には何かしらの症状が出現します。特に、蜂毒に強いアレルギーを持っている場合には、アナフィラキシーショックを引き起こし、生命に危険が及びます。一方、食べ物が原因となる場合には、消化管により吸収されるまでの時間があり、食後30分〜2時間ほどかかります。アナフィラキシーショックを既往に持っている方には、近年、アドレナリンの自己注射が処方されます。呼吸困難や不整脈など、致死的なアナフィラキシー症状が急速に現れた場合には、30分以内のアドレナリン投与が重要です。患者さんの病歴やアレルギーの有無は重要な情報ですので、問診やカルテに記載してある情報など、日常業務から確認しておきましょう。

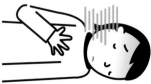

検査値 1-A14 血小板

基準値　$15 \sim 35 \times 10^4 / \mu$L

▶ 実践！離床完全マニュアル2　P.65参照

アウ値

↓ $3 \times 10^4 / \mu$L

↓ 低値：白血病、抗がん剤治療後、敗血症、播種性血管内凝固症候群（DIC）、再生不良性貧血　など

● 血小板とは

血小板は、骨髄や肝臓で作られ、出血した場所に集まって塊を作る止血機能を担っています。

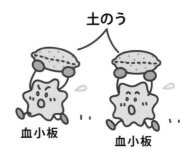

土のう

血小板　　血小板

離床の留意点

抗がん剤治療後は血小板が減少することが多く、数値の確認が必要です。血小板が少ない場合には、易出血傾向となり、軽く把握するだけで内出血になることも少なくないので、ケア時や離床時に傷つけないよう注意が必要です。また、出血が原因で貧血になることもあり、ヘモグロビン値も同時に確認してみてください。

データに関するQ&A

Q 血小板数がどのくらい減少したら離床できないと判断すればよいですか？

A 注意すべき点として、血小板が$5 \times 10^4 / \mu$L以下になると皮下出血等が出現し、$3 \times 10^4 / \mu$L以下になると脳出血や各器官の出血リスクが高く、止血も困難になるといわれています。また、がん患者でのリハビリテーションの基準は、$2 \times 10^4 / \mu$L以下の場合、積極的な離床は中止になります。

Q 血小板数が増加した場合に注意する症状・病態とは？

A 血小板が増加することは、血栓ができやすい状況です。注意すべき点として、血栓形成による脳梗塞、肺塞栓、心筋梗塞、静脈系の血栓閉塞があります。各疾患の症状を把握し、静脈系の血栓による、四肢の腫脹や疼痛などがないか確認しましょう。

AST・ALT

基準値　AST 13-30 U/L、ALT 男性：10-42 U/L 女性：7-23 U/L

AST：Aspartate aminotransferase / ALT：Alanine aminotransferase

▶ 実践！ 離床完全マニュアル 2　**P.68参照**

アウ値

↑ 300 U/L

▶ AST・ALTとは

通常は細胞内に存在し、アミノ酸から α ケト酸へのアミノ基転移を触媒する酵素ですが、細胞障害がおこると、細胞外に逸脱して血中濃度が高くなります（逸脱酵素）。AST は肝臓のほか、心筋・骨格筋・赤血球にも存在しますが、ALT はおもに肝臓に存在します。

▲ 高値：AST：肝疾患、心筋梗塞、溶血（溶血性貧血）、筋肉疾患　など
　　　ALT：肝疾患　など

離床の留意点

肝疾患の場合、300U/L以上では安静臥床が望ましいとされています。300U/L未満に改善してから離床を始めましょう。心筋梗塞や溶血性貧血の場合は、数値よりも病態を重視して離床を検討する必要があります。ちなみに、立位や運動でも軽度増加することが知られています。

データに関するQ&A

Q AST・ALTは肝機能の指標ということですが、ASTとALTの違いは何ですか？

A 血中の半減期はASTが約10－20時間なのに対して、ALTは約40－50時間です。半減期の捉え方は重要で、たとえば、急性肝炎で考えたときに、ASTが優位であれば、まだ急性期であると判断し安静臥床が重要となります。しかし、ALT優位であれば、急性期を過ぎていると判断することができます。その際には、プロトロンビン活性などの肝臓の予備能を確認し、重症化の危険度を考慮して、離床のタイミングを検討しましょう。

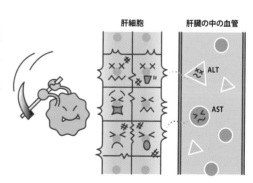

肝細胞　　　肝臓の中の血管
ALT
AST

AST/ALT比

基準値　0.87（ただし、AST、ALTは正常の場合は、1.0以上）

アウ値

↑2.0 ↓0.5

● AST/ALT比とは

AST または ALT に異常が見られたときに、肝疾患や筋肉疾患・血液疾患などの原因や病期を推測するために用いられます。採血時の溶血でも高値となるので、注意が必要です。

		AST/ALT 比 >2.0	AST/ALT 比 <0.5
基準値から逸脱する場合の病態	ASTまたはALTが >500 U/L	急性肝炎の初期～極期 重症アルコール性肝炎 ショック肝	急性肝炎の回復期
	AST、ALTいずれも <500 U/L	肝硬変 アルコール性肝障害 胆汁うっ滞 心筋梗塞 溶血性貧血 筋肉疾患	慢性肝炎 非アルコール性脂肪肝

離床の留意点

肝疾患の場合、AST/ALT比が高値であれば、急性肝炎の極期や非代償性肝硬変など、重篤な病態が存在する可能性があるため、離床時に注意しましょう。

データに関するQ&A

Q 慢性肝炎でAST/ALT比は低値を示すのに、なぜアルコール性肝障害では高値を示すのでしょうか？

A 肝臓内の肝小葉は、門脈周辺域（zone 1）、小葉中間帯（zone 2）、小葉中心域（zone 3）に分けられ、どこを障害されたかによって、血中に逸脱する酵素が異なります。たとえば、ウイルス性慢性肝炎では、ALTを多く含む門脈周辺域（zone 1）の肝細胞に炎症が起こるため、ALTが高値となりAST/ALT比は低くなります。一方、アルコール性肝障害では、ASTを多く含む中心静脈周囲（zone 3）が障害を受けるため、ASTが高値となり、AST/ALT比も高くなります。また、肝硬変や術後肝不全など、循環不全に伴う血流障害によっても、AST/ALT比は高くなることがあります。AST/ALT比が高値を示したら、画像検査や血小板数・線維化マーカーなどで進行度をチェックしましょう。

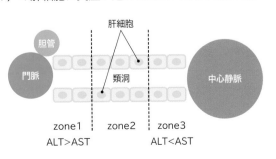

zone1　　　zone2　　　zone3
ALT>AST　　　　　　ALT<AST

乳酸脱水素酵素（LD・LDH）/LDアイソザイム

基準値　124-222 U/L

▶ 実践！離床完全マニュアル 2　P.68参照

アウ値

↑ 1,000 U/L

↑ 高値：
LD1、2 が優位：心筋梗塞、赤血球疾患 など
LD2、3 が優位：白血病、悪性リンパ腫 など
　LD 5が優位：急性肝炎、肝癌 など

離床の留意点

LDが1,000U/L以上の高値を示す場合は、組織障害の範囲が広範であったり、進行した悪性腫瘍が存在したりするため、離床は慎重に検討すべきです。

豆知識

アイソザイムとは
酵素の形が違うのに、同じ化学反応を起こすものを意味します。種類がいくつもあると理解してください。

▶ 乳酸脱水素酵素（LD・LDH）/LDアイソザイムとは

乳酸脱水素酵素とは、細胞の中でブドウ糖が解糖系を介してエネルギーに変換されるときに働く酵素です。特に肝臓・心筋・腎臓・肺・骨格筋・血球に多く含まれ、これらが障害を受けたときに血中へ逸脱し高値となります。下表のように、LDはH型（心筋型）、M型（骨格筋型）の2種類のサブユニットからなり、その組み合わせで5種類のアイソザイムが存在します。

乳酸脱水素酵素（LD）/LDアイソザイム

	主な由来臓器	正常血清中割合（%）
LD1（H4）	心臓、腎臓、赤血球	21-31
LD2（H3M1）		28-35
LD3（H2M2）	肺、リンパ節、甲状腺、骨格筋、副腎	21-26
LD4（H1M3）	肝、骨格筋、甲状腺	7-14
LD5（M4）		5-13

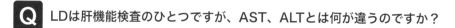

データに関するQ&A

Q LDは肝機能検査のひとつですが、AST、ALTとは何が違うのですか？

A 乳酸脱水素酵素は、AST、ALTと同様に肝細胞が障害されると血中に放出される逸脱酵素です。肝臓に由来するLD5は半減期が短いため、他の疾患や病態を推測に有用です。LD5は、急性肝炎の急性期には高値を示しますが、慢性肝炎では基準値であることがほとんどです。慢性肝炎の場合には、AST、ALTを指標としましょう。また、ASTと比べてLD高値が持続する場合は、肝細胞障害ではなく、悪性腫瘍の存在などを考慮する必要があります。

アルカリフォスファターゼ（ALP）/ALPアイソザイム

基準値　106-322 U/L

アウ値

↑600 U/L

↑ 高値： 肝疾患、胆汁うっ滞、
小児（成長期）、骨疾患、
甲状腺機能亢進症、 など

離床の留意点

肝疾患で600U/L以上を示す場合は、浸潤性の肝癌や胆管癌などの悪性腫瘍や重篤な胆管炎が存在する可能性があり、離床は慎重に検討すべきです。また骨由来の場合も、疼痛や骨の脆弱性に配慮しましょう。

●アルカリフォスファターゼ（ALP）/ALPアイソザイムとは

アルカリフォスファターゼとは、リン酸化合物を分解する酵素のことです。肝臓をはじめ、骨・胎盤・小腸・腎臓に分布し、ALP1-ALP6のアイソザイムが存在し、アルカリフォスファターゼが高値のときには、アイソザイムを測定し、由来臓器を推定します。特に、胆道の疾患で上昇がみられます。

アルカリフォスファターゼ（ALP）/ALPアイソザイム

	主な由来臓器	正常血清中割合（％）
ALP1	肝臓	0
ALP2	肝臓、胆道	36-74
ALP3	骨	25-59
ALP4	胎盤	0
ALP5	小腸	0-16
ALP6	大腸	0

データに関するQ&A

Q 健診でALPのみ高値であった場合、どういうことを考えたらいいですか？

A まず、ALPだけ高値であれば、バセドウ病や骨疾患を疑い、アイソザイムのALP3型を確認します。バセドウ病は骨粗鬆症を合併するため、骨折に配慮したケアが大切となります。甲状腺機能に問題がない場合は、次に、肝疾患に注意します。念頭に置く必要があるのは、原発性胆汁性胆管炎（PBC）です。PBCは病因が未だ解明されていない慢性進行性の胆汁うっ滞性肝疾患です。また、中年以降の女性に多い自己免疫性肝疾患で、ALPのみ高値のことがあり、他の疾患が否定的であれば、抗ミトコンドリア抗体（または抗ミトコンドリアM2抗体）を測定してみましょう。好酸球増加も、PBC診断の参考になります。 原因が不明な場合は、他のALPアイソザイムを測定し、由来臓器を特定します。

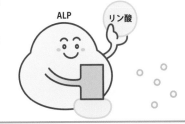

ALP　リン酸

γグルタミルトランスペプチダーゼ （γGTP）

基準値　男性：13-64 U/L　女性：9-32 U/L

▶ 実践！離床完全マニュアル2　P.68参照

アウ値

↑500 U/L

● γグルタミルトランスペプチダーゼ（γGTP）とは

酸化ストレスに対し、細胞膜上で働く酵素のことで、おもに腎臓・膵臓・肝臓・肺・血管内皮などに存在します。アルコール摂取や脂肪肝・がんの発生により、酵素が過剰に誘導されたり、肝細胞が壊れたりすると上昇します。肝臓では、肝細胞毛細胆管膜から胆管上皮に局在していますので、胆管に障害があるときにも血中濃度が増加します。

↑ 高値：アルコール摂取、肝硬変、肝癌、慢性肝炎、胆汁うっ滞、非アルコール性脂肪肝、非アルコール性脂肪肝炎（NASH）、薬物性肝障害、胆管炎　など

離床の留意点

γGTPが高値であっても、離床に問題はありませんが、他の胆道系酵素に比べてγGTPが高度に増加している場合は、進行した肝細胞癌が存在する可能性もあるため、画像所見や腫瘍マーカーなどを参考に離床を考えましょう。

データに関するQ&A

Q 飲酒がγGTP上昇の原因かどうかはどのようにして確認したらよいですか？アルコールが原因である場合、禁酒をすればどれくらいでγGTPは改善するでしょうか？

A アルコールが原因かどうかは、禁酒して経過を見る以外に確かめる方法はありません。血中のγGTPの半減期は約2週間ですので、アルコールが原因の高γGTP血症であれば、2週間の禁酒で血中濃度は約半分になると考えられます。もし改善が得られない場合は、他の原因が存在するか、すでにアルコールによる肝線維化が進行している可能性があります。また外来では禁酒が守られていないことも考慮する必要があるので、入院による観察も考慮します。

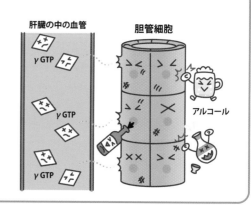

肝臓の中の血管　　胆管細胞
γGTP
アルコール

総ビリルビン（T-Bil）

検査値 1-B06

基準値　0.4-1.5 mg/dL

T-Bil：Total Billirubins

▶ 実践! 離床完全マニュアル 2　**P.68参照**

アウ値

⬆5 mg/dL

⬆ 高値：肝胆道系疾患、胆汁うっ滞、
体質性黄疸、溶血性貧血、
無効造血　など

▶ 総ビリルビンとは

ビリルビンは、おもに老廃赤血球のヘモグロビンが網内系（脾臓など）で分解されて生じる代謝産物です。血清の黄色色素の主成分なので、3.0mg/dL 以上になると黄疸を呈します。総ビリルビンとは直接ビリルビンと間接ビリルビンの和のことです。

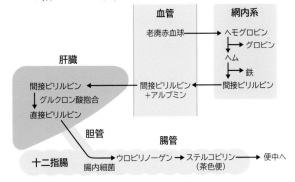

離床の留意点

総ビリルビンが高値である場合、重篤な肝機能低下や貧血が存在する可能性があるので、それらを他の検査で評価したうえで離床計画を立てる必要があります。黄疸を呈している場合、皮膚のかゆみが強いことにより日常生活に支障（不眠など）をきたしていることがあるので配慮しましょう。

データに関するQ&A

Q 総ビリルビン値がどのくらい増加したら、離床できないと判断すればよいですか？

A 総ビリルビンが高値である場合、直接ビリルビン、間接ビリルビンのどちらが優位に増加しているかによって、離床のタイミングや対処法が異なります。直接型優位の場合は、肝胆道系に障害があることが考えられるので、総ビリルビンが5mg/dL以上であれば離床は控えたほうがよいでしょう。間接型優位であれば、体質性黄疸や溶血の影響が疑われるので、高値であっても離床は可能ですが、溶血性貧血がある場合は、貧血の程度に応じて離床を検討する必要があります。また、非代償期の肝硬変や劇症肝炎では、抱合能などの肝細胞機能が低下しているため、間接ビリルビンが優位となることがあります。全身状態や腹水・肝性脳症・食道静脈瘤などの有無によって離床の是非を判断しましょう。

間接ビリルビン（ID-Bil）

基準値　0.1-0.8 mg/dL

ID-Bil：InDirect Billirubins

▶ 実践！離床完全マニュアル 2　P.68参照

アウ値

↑ 5 mg/dL

▶ 間接ビリルビンとは

古い赤血球が破壊された時にできるのが、間接ビリルビンです。別名・非抱合型ビリルビンと呼ばれます。赤血球の破壊が亢進する病態で上昇します。

↑ **高値：** 溶血性貧血、無効造血（シャントビリルビン血症）、体質性黄疸（Gilbert 症候群、Crigler-Najjar 症候群）、新生児黄疸　など

離床の留意点

間接ビリルビンが上昇する疾患は、直接ビリルビン増加と比較して、重篤な病態の可能性が低いので、離床への影響は少ないと考えられます。特にGilbert症候群は、人口の2-5％に見られる頻度の高い先天異常ですが、予後良好であり治療の必要はなく活動の制限もありません。絶食やストレスにて間接ビリルビンが上昇することから診断できます。原因が溶血性貧血の場合は、貧血の程度と症状に応じて離床を考えましょう。

データに関するQ&A

Q 間接ビリルビンが増加した場合、黄疸症状がみられるとのことですが、なぜでしょうか？

A 黄疸とは、血清中で上昇したビリルビンが眼球や皮膚の組織に沈着し、黄染する状態です。眼球結膜で黄疸が確認できるのは、血中総ビリルビンが3mg/dL以上の場合といわれています。身体所見から増加したビリルビンが直接型か間接型かを鑑別することは困難ですが、尿と便の色調が役に立ちます。直接ビリルビンは水溶性なので尿中に排泄され尿の色が褐色調になります。一方、間接ビリルビンはアルブミンと結合しているので、尿中に排泄されず、尿の色調は正常です。また、便の色は、間接ビリルビン上昇では濃い暗色調となりますが、胆汁うっ滞などでは、直接ビリルビンの腸管内への排出が減るので、灰白色になります。黄疸を呈する疾患では、しばしば皮膚のかゆみを伴いますが、これはビリルビンによるものではなく、胆汁酸の上昇、すなわち胆汁うっ滞によるものと考えられます。間接ビリルビンの上昇では、かゆみはありません。

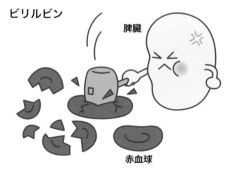

ビリルビン

脾臓

赤血球

直接ビリルビン（D-Bil）

基準値　0.4 mg/dL以下

D-Bil：Direct Billirubins

▶ 実践! 離床完全マニュアル 2　　P.68参照

アウ値

↑5 mg/dL

● 直接ビリルビンとは

「間接ビリルビン」が、アルブミンと結合し肝臓に運ばれ、グルクロン酸抱合を受けたものを「直接ビリルビン」と呼びます。よって、「直接ビリルビン」は別名、「抱合型ビリルビン」とも呼ばれます。直接ビリルビンは胆汁中に排出されます。上昇した時には、肝障害、胆道の障害を疑います。

↑ 高値： 急性肝炎、肝硬変、胆汁うっ滞（肝細胞性、胆管閉塞または狭窄）、体質性黄疸（Dubin-Johnson症候群、Rotor症候群）　など

離床の留意点

体質性黄疸以外の「直接ビリルビン」の上昇は、比較的重篤な肝細胞障害や胆道の閉塞が考えられます。肝細胞障害（AST、ALTなど）や胆道系酵素（ALP、γGTPなど）、肝予備能（プロトロンビン活性など）の値を参考にして、離床の可否を判断します。

データに関するQ&A

Q 直接ビリルビンが増加する場合には、どこの臓器が悪いと疑えますか？

A 直接ビリルビンが増加する場合には、急性肝炎・肝硬変・総胆管結石などの肝細胞障害や胆道の障害が疑えます。肝細胞内の小胞体で生成された「直接ビリルビン」は、毛細胆管側へ運ばれ、Multidrug Resistance Protein 2（MRP2）を介して毛細胆管へ排出され、そこから肝内胆管、総胆管を経由して十二指腸に排出されます。したがって、この排出経路のどこかに異常が生じれば「高直接ビリルビン血症」が発生することになります。

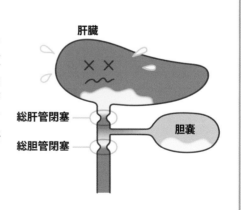

肝臓

総肝管閉塞

総胆管閉塞

胆嚢

アミラーゼ（AMY）/AMYアイソザイム

基準値 44-132 U/L（P型15-52 U/L、S型7-77 U/L）

▶ 実践! 離床完全マニュアル 2　**P.68参照**

アウ値

↑ **400** U/L

▶ アミラーゼ（AMY）/AMYアイソザイムとは

主に膵臓と唾液腺から、膵液や唾液中に分泌される消化酵素のひとつ。主に、アルコールや脂肪の過剰な摂取で、膵臓の細胞が壊されると上昇します。アミラーゼは膵臓由来のP型と唾液腺由来のS型に分類でき、通常血中ではS型が、尿中ではP型が優位です。（血中P/S比 0.4-1.5、尿中P/S比 1.0-8.0）

↑ P型が高値：急性膵炎、慢性膵炎の急性増悪、膵臓癌　など
↑ S型が高値：急性耳下腺炎、唾石、シェーグレン症候群、
　　　　　　　アミラーゼ産生腫瘍（肺癌、卵巣癌など）　など

離床の留意点

離床に関係するのは、P型が増加している場合です。膵疾患の場合、心窩部痛・背部痛や下痢などの症状と、消化吸収障害により栄養不良状態である可能性を考慮して離床を行います。

データに関するQ&A

Q 腹痛などの臨床症状がないのに、血清アミラーゼが高値の場合は次にどのような検査をしたらよいですか？

A そのような場合は、まず尿中アミラーゼを測定しましょう。低値で腎機能が正常であれば、マクロアミラーゼ血症を疑います。これは血中アミラーゼが免疫グロブリンと結合し、尿中への排泄が減少するため、血清アミラーゼ濃度が高くなるもので、健康人にもしばしば見られます。確定診断には、電気泳動によるアイソザイム分析が必要です。もし尿中アミラーゼも高値の場合は、膵疾患が疑われますので、リパーゼなど、他の膵酵素やアイソザイムを測定しましょう。

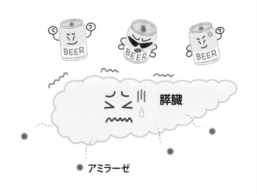

膵臓

アミラーゼ

検査値 1-B10 リパーゼ

基準値　13-55 U/L

アウ値

⬆ 300 U/L

▶ リパーゼとは

膵腺房細胞から膵液中に分泌され、食物中の脂肪をトリグリセリドと脂肪酸に分解し、腸管で吸収しやすい形に変える酵素です。膵組織の損傷があれば血中に逸脱してきます。

⬆ 高値：急性膵炎、慢性膵炎の急性増悪、膵臓癌、腎不全、マクロリパーゼ血症　など

離床の留意点

リパーゼが高値を示す場合は、アミラーゼ同様に腹痛や下痢などの腹部症状や栄養不良の病態に留意して離床を行う必要があります。しかし、膵炎の重症度とリパーゼ値は必ずしも相関しないので、測定値ではなく病状により離床を判断しましょう。

データに関するQ&A

Q 同じ膵酵素であるリパーゼとアミラーゼの使い分けは何でしょうか？

A 両者は膵臓の障害となる原因や病態を把握するために使い分けられます。リパーゼもアミラーゼ同様、急性膵炎の初期診断として利用されますが、血清アミラーゼよりも異常高値の持続時間が長く、発症24時間以降はアミラーゼより診断感度が高いといわれています。またアルコール性膵炎の場合、アミラーゼよりリパーゼの方が高値となりやすい特徴があります。心窩部痛や背部痛などの症状があり、膵疾患が疑われ場合は、アミラーゼとともにリパーゼも測定するようにしましょう。

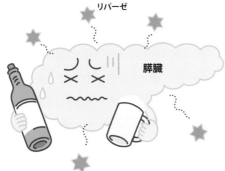

リパーゼ

膵臓

CRP

基準値　〜0.30 mg/dL

CRP：C-Reactive Protein

▶ 実践! 離床完全マニュアル 2　P.66参照

アウ値

↑5 mg/dL

● CRPとは

身体に何らかの炎症・ストレスが発生した際に、肝臓から産生・放出されるタンパク質です。

↑ 高値：感染症、外傷、出血、手術、膠原病、がん　など

離床の留意点

CRPが高値である場合は、何らかの疾患が存在する可能性があります。感染症や骨折などがないか注意が必要です。また、CRPは万能ではありません。感染症のCRPの上昇は、白血球よりも遅れて6〜8時間で上昇し始めます。感染症の改善後も同様に白血球より遅れて下降します。そのため、CRPばかり着目していると半日〜1日介入が遅れてしまう可能性があります。

豆知識

高感度CRP

通常のCRP検査機よりも100倍以上も感度があるため、高感度CRPと呼ばれています。通常のCRP検査は0.1mg/dL以下の量は検出できません。しかし、この高感度CRPの測定範囲は、0.004mg/dLまで可能とされています。高感度CRPの臨床応用は、微小な炎症を捉えることができるため、動脈硬化などの慢性炎症を発見することができます。そのため、事前に心筋梗塞や脳梗塞の危険を知らせてくれる検査として注目されています。

※通常のCRP検査でも検査法を変えることで、0.01mg/dLまで測定が可能なものもあります。

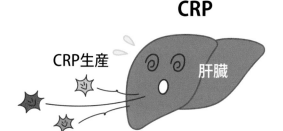

CRP

CRP生産　　肝臓

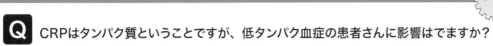

データに関するQ&A

Q CRPはタンパク質ということですが、低タンパク血症の患者さんに影響はでますか？

A CRPは肝臓内で産生されます。そのため、血中のタンパク質の濃度に直接の関連はありません。ただし、低タンパク質血症の原因が極度の飢餓状態であれば、筋骨格からのCRPの材料としてのタンパク質の供給も低下しますし、原因が重度の肝障害であれば、CRPの産生機能自体が低下することも考えられます。そのため、それら低タンパク血症の原因によっては、間接的にCRPの反応が悪くなることは否定できないでしょう。

また炎症性疾患が存在している状態では、タンパク質のうちのひとつであるアルブミンの、肝臓内での合成能が低下することがわかっています。この場合は高CRP・低タンパク血症という状態になり、離床の適応を考える必要があります。

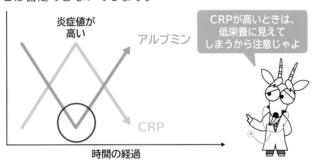

Q 炎症時のCRP上昇は反応が遅いとのことですが、その理由は何ですか？

A 感染・外傷などをきっかけに、炎症部位のマクロファージはサイトカイン（IL-6）を放出しますが、肝臓はサイトカインからのシグナルを受けてからCRPの産生を始めるため、実際に肝臓から放出され、血中CRP濃度が上昇するまでに、12時間ほどかかるといわれています。それに対し、白血球は、マクロファージがサイトカイン（G-CSF）を放出すると、迅速に全身臓器から炎症部位に動員され、血中白血球濃度が上昇するまでの時間は、数時間といわれています。この差が、CRPの上昇が遅れる理由です。

また強いエビデンスはありませんが、一般的にウイルス感染症や小児の感染症ではCRPの上昇が無い、もしくは軽微なことがあると言われています。また、もともと服用している内服薬（ステロイドのような抗炎症薬など）によって炎症自体が抑えられているということもあります。これらの場合、身体に炎症があっても、必ずしもCRPが上昇するわけではないため、離床の基準をCRPにすることはできません。

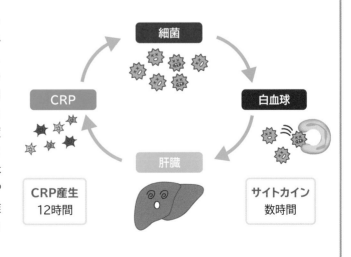

総タンパク（TP）

基準値　6.5-8.3 g/dL

TP：Total Protein

▶ 実践！離床完全マニュアル2　P.67参照

アウ値

↓ **6.0** g/dL

▶ 総タンパクとは

総タンパク値は脱水や栄養の指標となります。その他に、肝臓・腎臓・骨髄が適切に機能しているかの指標にもなります。総タンパクは、主にアルブミンとグロブリン（ほとんどが免疫グロブリン）で構成されます。総タンパク値はアルブミン値を合わせて解釈することが重要です。

↓ 低値： 低栄養、肝機能障害、腎機能障害　など

※肝疾患や低栄養、消化管吸収障害によりアルブミン産生が低下した場合や、腎疾患でタンパク質を尿中に不適切に排泄してしまう場合に低値となります。

離床の留意点

総タンパク値が低値である場合は、低栄養状態や慢性疾患が背景にあることが多く、栄養計画が重要です。離床を進める場合には、多職種で十分量の栄養投与がなされているか再確認すると良いでしょう。また、高値である場合は、脱水による循環血液量減少を考慮し、離床時の血圧変動に注意が必要です。

データに関するQ&A

Q 低タンパク血症の場合、離床は負荷になるので控えるべきでしょうか？

A 低タンパク血症の原因は様々であり、一概に離床を控えるべきとは言えません。肝疾患や腎疾患を背景とした低タンパク血症は、急性経過より慢性経過であることが多く、離床を制限する理由とはなりません。むしろ、離床の遅れは廃用の進行をもたらすため、循環など他の問題がなければ、早期離床を進めるべきです。ただし、適切な栄養投与なく離床による負荷をかけることは、不適切となる場合もあるため、栄養評価・計画を行うことが非常に重要です。

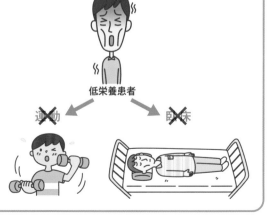

低栄養患者

運動　　　　　臥床

検査値 1-B13 アルブミン（Alb）

基準値　3.5-5.5 g/dL

ALB：Albumen

▶ 実践! 離床完全マニュアル2　**P.67参照**

アウ値

↓ **3.0** g/dL

↓ 低値：低栄養、肝機能障害、
　　　腎機能障害　など

※慢性疾患や悪性腫瘍、高度の侵襲（手術や高度炎
　症など）でも低アルブミン血症がみられることがあ
　ります。）

● アルブミンとは

血中の蛋白濃度を示し、栄養状態や肝・腎機能の障害の指標としても役立ちます。アルブミンは肝臓で生成され、血中のタンパク質の約半分を占めます。アルブミン値は血中の水分量を反映したり、栄養状態や肝機能や腎機能による影響を受けたりします。

薬やホルモンを運搬

アルブミンの役割

微量元素や脂肪酸などを運搬　　　　　毒などを結合

離床の留意点

低アルブミン血症の原因には様々な疾患がありますが、多くは消耗性疾患です。離床が遅れると廃用が進むため、可能な限り早期離床を目指しましょう。低アルブミン血症では、血漿膠質浸透圧の低下により、血漿中の水分が血管外へと移動するため、浮腫がみられることがあります。循環血漿量低下と下腿浮腫の存在は、転倒のリスクになるので、注意が必要です。

データに関するQ&A

Q アルブミン値が3.0 g/dLを下回っていたら、離床は必ず不可になるのでしょうか？

A 離床の可否はアルブミン値だけでは判断できません。なぜなら、アルブミンの血中での半減期は14–18日間と長く、その時点の状態を鋭敏に反映していないこと、上述のとおり様々な要因で上下することがあるからです。低アルブミン血症の症例では、健常時のアルブミン値を確認することが非常に重要です。たとえば、健常時から同様に低値であった場合は、慢性的な低栄養や基礎疾患を有していると考えられます。健常時には正常範囲であった場合は、急性期の病態にあると考えられるので、経時的にアルブミン値が低下しているなど、原疾患のコントロール不良が疑われます。そのような場合は、離床に適さない可能性があります。

フィッシャー比

基準値　3.0-4.0

アウ値

⬇ **1.8**

●フィッシャー比とは

血中分岐鎖アミノ酸（バリン・ロイシン・イソロイシン）と血中芳香族アミノ酸（フェニルアラニン・チロシン・トリプトファン）の比率です。分岐鎖アミノ酸は体内で作ることができず、必須アミノ酸とも呼ばれています。肝代謝・予備能の指標、肝障害の重症度判定に有用とされています。

⬇ 低値：肝機能障害　など

※非代償性肝硬変や劇症肝炎などで肝機能が低下すると、分岐鎖アミノ酸は減少し、芳香族アミノ酸は増加します。それによって、フィッシャー比が低下します。

離床の留意点

必須アミノ酸である分岐鎖アミノ酸は、タンパク質合成の材料・筋肉のエネルギー源・アンモニアの解毒作用として働きます。フィッシャー比が低値である場合は、アンモニアが蓄積しやすく、肝性脳症をきたすこともあるので、離床の際には、意識レベルの値に注意が必要です。

データに関するQ&A

Q 肝硬変の栄養療法に使えるフィッシャー比とは？

A フィッシャー比が低値の場合には、分岐鎖アミノ酸を豊富に含む経腸栄養剤や点滴製剤を用い、必要なアミノ酸を是正します。それにより肝臓でアルブミンという蛋白が合成促進され、予後改善に繋がるとされています。また、分岐鎖アミノ酸の投与はアンモニア代謝を改善するため、肝性脳症が改善するともいわれています。現在処方することのできる分岐鎖アミノ酸製剤には、点滴製剤・経腸栄養剤・顆粒製剤などがあり、患者に合わせて選ぶことができます。

フィッシャー比の低下

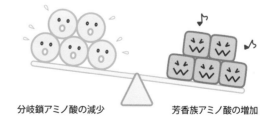

分岐鎖アミノ酸の減少　　芳香族アミノ酸の増加

フィッシャー比＝分岐鎖アミノ酸/芳香族アミノ酸

レチノール結合蛋白 (RBP)

検査値 1-B15

基準値　男性：3.6-7.2 mg/dL　女性：2.2-5.3 mg/dL

RBP：Retinol Binding Protein

▶ **実践！離床完全マニュアル2**　P.67参照

アウ値

↓ **2.0** mg/dL

▶ レチノール結合蛋白とは

レチノール結合蛋白は肝臓で合成され、ビタミンAと結合して運搬される蛋白です。半減期が16時間と短いため、栄養状態を鋭敏に反映します。このような半減期が短い蛋白質のことをRTP（Rapid Turnover Protein）といいます。

↓ 低値：栄養障害（蛋白欠乏性）、ビタミンA欠乏症、肝細胞障害、感染、外傷　など

離床の留意点

ビタミンA欠乏や蛋白栄養障害で低下しやすいので、低値の場合は体力低下を伴っていることが予想されます。身の回り動作・離床は継続しつつ、負荷がかかる運動は、栄養投与とあわせて慎重に行いましょう。

データに関するQ&A

Q Rapid Turnover Protein（RTP）を知りたいと思うのですが、当院では検査していません。RTPは一般的な検査なのでしょうか？

A RTPにはレチノール結合蛋白の他にトランスサイレチン（プレアルブミン）やトランスフェリンなどがあります。RTPはアルブミンに比べて半減期が短く血管外への分布も少ないため、短期的な栄養の評価に向いていると言われています。栄養サポートチームの普及によって、RTPの有効性も報告されています。ただし、保険適用は『手術前後の中心静脈栄養注射の適応検査、または効果判定の検討に際して実施した場合』に限定されており、ルーチンとして測定できるものではありません。また、上述のように栄養状態だけでなく、腎機能、感染、外傷などの影響も大きく受けるため、単一の検査項目で十分な評価を行えるものでもありません。測定されている場合には参考にしつつ、測定されていない場合には、実際の患者さんの様子をみて総合的に判断することが重要です。

トランスサイレチン (TTR)

基準値　男性 23-42 mg/dL　女性 22-34 mg/dL

TTR：Transthyretin

▶ 実践！離床完全マニュアル2　P.67参照

アウ値

↓ **10** mg/dL

▶ トランスサイレチンとは

トランスサイレチンは肝臓で合成される蛋白で、内因性のサイロキシン（T4）の運搬や、ビタミンAと結合したレチノール結合蛋白（RBP）と複合体を形成し、その運搬に関わっています。半減期は短く2日で急性期の栄養指標として使用されています。

↓ 低値：栄養障害（蛋白欠乏性）、肝細胞障害、ネフローゼ症候群、急性炎症性疾患　など

離床の留意点

トランスサイレチン値は個人差があるため、経時的変化をみる必要があります。手術による生体侵襲後などでトランスサイレチンが低値の場合には、体力強化よりも廃用予防及び離床による身体機能の改善を図るのが良いでしょう。

データに関するQ&A

Q 半減期が短いRTPですが、どのように臨床で用いるのでしょうか？

A RTPは、アルブミンに比べて半減期が短く血管外への分布も少ないため、短期的な栄養の評価に向いており、今現在強い運動負荷をかけて良いかどうかを判断する指標として優れています。必要時には週1回程度の頻度で測定し、経静脈・経腸栄養施行時の栄養状態の再評価に用いることができます。また、手術などによる生体侵襲に伴う、蛋白異化期から同化期への移行の指標としても用いることができ、RTPの上昇が、順調な術後経過の指標となります。例えば、経腸栄養で計算上は十分な栄養投与を行っていても、下痢などによる喪失が大きい場合や、全身性に炎症が起こっている状態で、栄養投与量の必要性が上昇している場合などに、RTPの推移をみることで栄養の不足を確認することができ、適切な栄養投与量を決定するのに役立ちます。

主な指標の半減期

指標	半減期
アルブミン（Alb）	21日
コリンエステラーゼ（ChE）	11日
トランスサイレチン（TTR）	2日
総コルステロール（TC）	2日
CRP	24時間
レチノール結合タンパク（RBT）	16時間

検査値 1-B17 トランスフェリン（Tf）

基準値　男性：190-300 mg/dL　女性：200-340 mg/dL　　　　Tf：Transferrin

アウ値

↓ **100** mg/dL

● トランスフェリンとは

トランスフェリンは肝臓で合成される糖蛋白で、鉄の運搬に関与しています。半減期は7日と長めであり、鉄欠乏状態で合成が増加します。

↓ 低値：栄養障害（蛋白欠乏性）、肝細胞障害、ネフローゼ症候群、急性炎症性疾患　など

離床の留意点

トランスフェリンは、トランスサイレチン（プレアルブミン）やレチノール結合蛋白より半減期が長いため、急性期の栄養指標として用いる場合には注意が必要です。また、鉄欠乏性貧血になると、フェリチンやヘモグロビンは下がりますが、トランスフェリンは体内の鉄を探す働きをするため増加します。高値でも貧血を呈している状態を示唆するため、離床時には息切れやチアノーゼなどの貧血症状に注意しましょう。

データに関するQ&A

Q なぜ栄養指標でトランスフェリンをみる必要があるのでしょうか？

A その理由は、肝臓の合成される蛋白だからです。半減期は7日ですが重篤な栄養障害で減少するため、栄養指標としての有用性も高いのが特徴です。トランスフェリンはもともと鉄の運搬に関与しており、Tf1分子あたり鉄2原子と、あるいはTf1mgあたり鉄1.3μgと結合可能なことから、血清中のトランスフェリンが結合しあえる鉄の総量が、総鉄結合能（TIBC）として測定されます。そのため、Tf（mg/dL）×1.3=TIBC（μg/dL）という計算式が成り立ち、より手軽に検査可能です。トランスフェリンは、鉄欠乏性状態になると肝臓での合成が増加する ため、血清鉄の影響を受けています。したがって、トランスフェリンの値を評価する際には、まず鉄欠乏性貧血の有無や妊娠状態を確認してから解釈する必要があります。

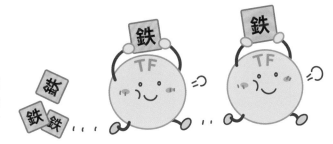

コリンエステラーゼ（ChE）

基準値　男性：234-493 U/L　女性：200-452 U/L

ChE：Cholinesterase

アウ値

↓ **100** U/L

▶ コリンエステラーゼとは

コリンエステラーゼは肝臓で産生されるタンパクで、半減期が短く酵素活性で測定できることから、肝臓のタンパク合成能の指標として用いられます。半減期は11日であり、一般病棟・回復期での栄養指標として用いられます。

▼ 低値：栄養障害、肝機能障害、悪性腫瘍、慢性感染症、有機リン中毒　など

離床の留意点

有機リン中毒以外でコリンエステラーゼが低い場合は、肝機能が著しく低下している病態が疑われます。糖新生能の低下・サルコペニアによる体力低下や、血小板低下・凝固能低下をきたしていることがあるため、離床時は些細な外傷による出血などに注意してください。

データに関するQ&A

Q 真性コリンエステラーゼと偽性コリンエステラーゼの違いはなんですか？

A コリンエステラーゼには、アセチルコリンのみを加水分解するアセチルコリンエステラーゼ（AChE：真性コリンエステラーゼ）と、ブチリルコリンなどに作用するブチリルコリンエステラーゼ（BChE：偽性コリンエステラーゼ）の2種類が存在しています。通常肝臓で合成されるコリンエステラーゼは、ブチリルコリンエステラーゼを意味しています。

ブチリルコリンエステラーゼの低下は、肝機能障害時や有機リン中毒で起こるもので、一般に検査されるコリンエステラーゼは、ブチリルコリンエスラテーを指しています。アセチルコリンエステラーゼは、神経や網赤血球、幼若赤血球中に高濃度に存在していることが知られてます、有機リン中毒の他に重症筋無力症の治療でコリンエステラーゼ阻害剤を使用している場合や、白血病の増悪時に低下がみられることもあります。

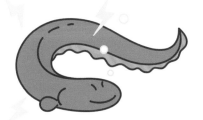

コリンエステラーゼは1968年に初めて電気うなぎから精製された酵素で、その後に人体でも発見された。

検査値 1-B19 総コレステロール（TC）

基準値　150〜220 mg/dL

TC：Total Cholesterol

▶ 実践! 離床完全マニュアル2　P.69参照

アウ値

↓ **140** mg/dL

▶総コレステロールとは

コレステロールは食物から吸収、肝臓で代謝され、細胞膜やステロイド、胆汁酸、シグナル伝達分子などの構成成分として体内のあらゆるところに存在しています。血液中のコレステロールをはじめとする脂質は、リポタンパクと結合した形で存在し、脂質とリポタンパクの比から低比重（LDL）、高比重（HDL）などに分類されます。これらに含有されるコレステロールの総和が総コレステロールです。

↓ 低値： 低栄養、重症肝疾患、甲状腺機能亢進症　など

離床の留意点

冠動脈疾患の発症率は、総コレステロールの値で決まるとされています。総コレステロールが高くても離床制限は不要ですが、背景に心筋梗塞や心不全がある場合は、原疾患のコントロールが前提となります。また、離床中に胸痛や呼吸困難感あるいは失神などの症状がみられた場合は、離床を中止し救急対応を行ってください。

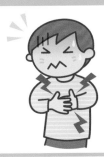

データに関するQ&A

Q コレステロールが低い場合には、どのような症状が出るのでしょうか？

A 低コレステロール血症は通常無症状で、多くは検査で偶然発見されます。原因として、遺伝性のほかに、摂取量が不足する低栄養、代謝が障害される肝硬変・肝不全や甲状腺機能亢進症が考えられるので、低コレステロール血症を発見したら、肝酵素や甲状腺ホルモンを測定します。通常は、離床の妨げにはなりませんが、急性肝不全、あるいは頻脈性不整脈により循環動態が不安定な場合は、原疾患のコントロールを優先しましょう。

HDLコレステロール (HDL-C)

基準値　40〜85 mg/dL

HDL-C：High Density Lipoprotein-Cholesterol

▶ 実践! 離床完全マニュアル2　P.69参照

アウ値

⬇ 30 mg/dL

● HDLコレステロールとは

HDLコレステロールとは、血管壁に沈着するコレステロールを肝臓に戻す役目を担っています。臨床的に問題となるのは、HDLコレステロール値が低いことが問題となり、「脂質異常症」の診断基準の一つです。

⬇ 低値：肥満、運動不足、喫煙、慢性腎不全　など

離床の留意点

HDLコレステロールが低いと動脈硬化性疾患の発症が多くなりますが、その原因は、喫煙や運動不足や肥満などの不良な生活習慣にあるので、運動療法として離床や 活動を積極的に勧めるのがよいと考えられます。もちろん、運動療法だけでなく禁煙や食 事療法を並行することが重要です。

データに関するQ&A

Q HDLコレステロールが高い値を示す場合の注意点は何ですか？

A　一般的には、HDLコレステロールが高い値を示す場合は問題となりません。動脈硬化性疾患の発症は、LDLコレステロールとは反対に、HDLコレステロールが低いと多く、高いと少なくなります。ただし、日本人に関係が深いと考えられている遺伝性疾患の1つであるCETP（コレステリルエステル転送蛋白）欠損症では、HDLコレステロールが高いにも関わらず動脈硬化性疾患の合併がみられます。 したがって、HDLコレステロールが低い値を示す場合だけではなく、HDLコレステロールが高くCETP欠損症が疑われるときには、動脈硬化症の可能性を考慮し、あらかじめ狭心症症状の有無や負荷心電図、頸動脈超音波検査などを確認しておきましょう。

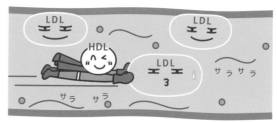

LDLコレステロール (LDL-C)

基準値　60〜119 mg/dL

LDL-C：Low Density Lipoprotein-Cholesterol

▶ 実践！離床完全マニュアル 2　P.69参照

アウ値

↑ 180 mg/dL

▶ LDLコレステロールとは

LDL コレステロールとは、肝臓から細胞膜やホルモンの原料となるコレステロールを末梢組織に運搬する役目を担っています。血管内に余ったLDLが動脈壁に蓄積すると酸化・変性し、動脈硬化の原因となります。

↑ 高値：動脈硬化性疾患、甲状腺機能低下症　など

離床の留意点

LDLコレステロールが高いと、脳血管障害、虚血性心疾患、下肢動脈狭窄症などの動脈硬化性疾患を発症する危険が高まります。離床に際しては、あらかじめ狭心症症状の有無や負荷心電図、頸動脈超音波検査などを確認しておきましょう。また、リハビリ中には、片麻痺や胸痛・下肢痛などの症状が出現しないか注意してください。

データに関するQ&A

Q 悪玉とも呼ばれるLDLコレステロールの役目とは何でしょうか？

A コレステロールは、体を構成する細胞の細胞膜や各種ホルモンの原料になるなど、生理的に欠かせない脂質です。コレステロールは、血液中で親水性のリポタンパクと結合していますが、コレステロールとリポタンパクとの比により、低比重（LDL）や高比重（HDL）などに分類されます。LDLは肝臓で合成されたコレステロールを体の隅々まで運ぶ重要な役目を果たしてします。しかし、LDLコレステロールが血管壁に沈着すると、動脈硬化の病巣を形成するので、「悪玉」と呼ばれています。通常動脈硬化を予防するには総コレステロールよりLDLコレステロールに注目しなければいけませんが、日本人では、総コレステロールが高くて、HDLコレステロールが高くLDLコレステロールは正常という人が多いので、注意が必要です。

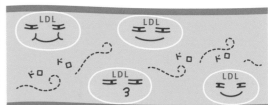

中性脂肪（トリグリセライド：TG）

基準値　30～149 mg/dL

TG：Triglyceride

▶ 実践！離床完全マニュアル 2　**P.69参照**

アウ値

↑ **500** mg/dL

▶ 中性脂肪とは

中性脂肪は、コレステロールとともに体にとって欠かせない脂質で、主な働きは、エネルギーの貯蔵です。食事の影響が大きく、脂質はもちろん、同じくエネルギー源である炭水化物の摂取量によっても変動します。

⬆ 高値：肥満、脂肪肝、糖尿病、膵炎、甲状腺機能低下症　など

離床の留意点

肝臓で合成された中性脂肪は、コレステロールとともに、超低比重リポタンパク（VLDL）と結合して血液中に放出され、やがてLDLへと代謝されます。LDLと一言でいっても、粒子の大きさは様々で、特に中性脂肪が高いときに代謝されてできるsmall dense LDLは、コレステロールに富むので、動脈硬化の病巣を形成する作用が強くなります。したがって、中性脂肪が高い場合も動脈硬化性疾患、特に冠動脈疾患のリスクが高くなるため、離床に際してはあらかじめ狭心症症状や負荷心電図などを確認しておきましょう。また、500mg/dL以上の異常高値のときは、急性膵炎の可能性もあり、腹痛や血圧低下などの症状があれば安静が必要です。

データに関するQ&A

Q 同じエネルギー源となる、中性脂肪と糖分の関係について教えてください。

A グリコーゲン（糖分）が、体内に約24時間分しか蓄えられていない短期的なエネルギー貯蔵形態なのに対し、中性脂肪は、数ヶ月分が蓄えられており、長期的かつ大量のエネルギー貯蔵形態といえます。中性脂肪は食事から摂取されるか、エネルギーが過剰なときに肝臓や脂肪組織で炭水化物（糖分）から合成され、脂肪細胞で蓄えられます。一方で、エネルギーが不足したときは脂肪組織で脂肪酸とグリセロールに分解され、心臓や筋肉などの組織に取り込まれて利用されます。

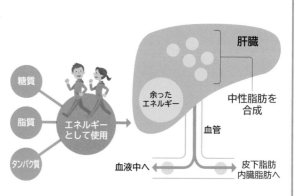

中性脂肪の仕組み

検査値 1-B23 リポタンパク

基準値　0〜30 mg/dL

アウ値

↑ **30** mg/dL

▶ **リポタンパクとは**

リポタンパクとは、水に溶けにくい脂質（コレステロールや中性脂肪）とタンパク質が結合したものです。リポタンパクは、球体の大きさや脂質との比により、カイロミクロン・VLDL・LDL・HDL の 4 つに分類され、血液中を輸送されます。

↑ 高値：冠動脈疾患、糖尿病性腎症　など

離床の留意点

リポタンパクが高いと冠動脈疾患のリスクが高くなるので、やはり、離床に際してはあらかじめ狭心症の症状や負荷心電図を確認しておきましょう。

データに関するQ&A

Q リポタンパク質が高値を示すと、リスクが高くなる疾患は何でしょうか？

A リポタンパクが高いと危険な疾患は、冠動脈疾患です。リポタンパクが30mg/dLを超えているときは、脂質異常を疑い、冠動脈疾患のリスクが高いと考え、介入可能な危険因子の管理をより厳格に行います。例えば、LDLコレステロールの管理目標値を、低く設定するなどの対策が考えられます。

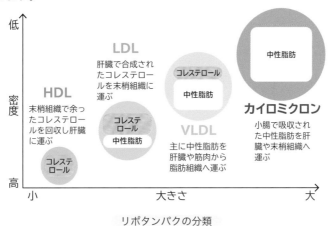

リポタンパクの分類

アンモニア（NH₃）

基準値　15-70 μg/dL

▶ 実践！離床完全マニュアル2　P.68参照

アウ値

↑ **200** μg/dL

● アンモニアとは

主に腸管で作られる蛋白質の分解産物です。血液を介して主に肝臓で尿素を合成する材料となり、腎臓から尿中に排出されます。

↑ 高値：重症肝機能障害（肝硬変など）、肝性脳症　など

離床の留意点

アンモニアの検査はほとんどの場合、重い肝障害の病態を把握するときに行います。高値の場合は、肝性脳症といって意識障害を呈する場合があり、安静の指示が出ることもあります。

データに関するQ&A

Q 肝機能障害の離床に関する目安はありますか？

A 肝機能障害の身体障害認定基準は「child-pugh分類[4]」による評価を基本としており、代償期（軽度）・非代償期への過渡期（中等度）・非代償期（重度）の3つに分類されます。離床レベルの目安として、代償期では積極的に、代償期〜非代償期では低負荷で、非代償期ではベッドサイドでの介入、または安静が望ましいでしょう。

child-pugh分類[4]

	1点	2点	3点
脳症	ない	軽度	昏睡
腹水（L）	ない	少量	中等量
血清ビリルビン（mg/dL）	2.0 未満	2.0 〜 3.0	3.0 超
血清アルブミン（g/dL）	3.5 超	2.8 〜 3.5	2.8 未満
プロトロンビン活性値（%）	70 超	40 〜 70	40 未満

代償期（軽度）：5-6 点

非代償期（中等度）：7-9 点

非代償期（重度）：10-15 点

検査値 1-B25 尿素窒素（BUN）

基準値　7.0〜23.0 mg/dL

BUN：Blood Urea Nitrogen

▶ 実践！離床完全マニュアル2　P.68参照

アウ値

↑ **40.0** mg/dL

▶ 尿素窒素とは

血液中の尿素に含まれる窒素を測定したものです。尿素は、体内でエネルギーとして使われた蛋白質および組織が分解されるときにできる老廃物です。主に腎臓や肝臓の状態を示す指標となります。

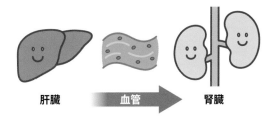

肝臓　　血管　　腎臓

↑ 高値：脱水、腎不全、消化管出血、蛋白質過剰摂取　など

離床の留意点

尿素窒素高値で、かつ脱水傾向にある場合には、体動や離床で容易に起立性低血圧を生じます。対策として、段階的に離床を行い、バイタルサインの確認はこまめに行いましょう。脱水所見として、口腔内乾燥やツルゴールなどでの確認も必要です。

データに関するQ&A

Q 尿素窒素が高値の場合、起立性低血圧以外に注意することはありますか？

A 尿素窒素が高値を示す場合には、腎外性（脱水など）だけでなく腎性（排泄障害）の可能性もあります。ただし、尿素窒素は腎外性（脱水など）の影響を受けやすく、血清クレアチニンと比較すると、腎機能指標の信頼性はやや低いとされています。そのため、腎機能障害は尿素窒素の値以外にも注意することが必要です。また、消化管出血によっても尿素窒素は増加します。その理由は、出血した血液に含まれる蛋白質が腸内で分解されてアンモニアとなり、そのアンモニアが肝臓で尿素に変換されるため、尿素窒素は高値となります。尿素窒素は、腎不全以外に脱水や出血源など、多角的に原因や病態を把握して、リハビリ介入の可否やプログラムを立案することが重要になります。

クレアチニン（Cr）

基準値　男性：0.61-1.04 mg/dL　女性：0.47-0.79 mg/dL

Cr：Creatinine

▶ 実践! 離床完全マニュアル2　P.68参照

アウ値

↑ 2.0 mg/dL

▶ クレアチニンとは

95％が筋肉に存在し、筋肉の収縮に必要なクレアチンの最終代謝産物の一つです。概ね腎臓の糸球体から排泄されるため、糸球体濾過機能の指標となります。

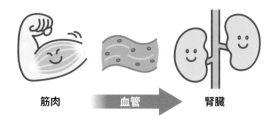

筋肉　　血管　　腎臓

↑ 高値：腎機能低下、脱水、筋肉痛、スポーツ選手　など

離床の留意点

Cr値が高値である背景には、心不全を呈している場合があります。心不全が増悪すると尿量が減少し、体内水分量の貯留や、カリウム（K$^+$）を尿中に排泄できなくなり、電解質のバランスが乱れます。そのため不整脈に注意が必要です。

データに関するQ&A

Q 急性腎障害（以下、AKI）の診断基準でeGFRが使用されず、クレアチニンの値が使われるのはなぜでしょうか？

A AKIでeGFRが使用されない理由は、腎機能が急激に悪化するAKIの場合、eGFRが腎機能を正しく反映しているとはいえないためです。AKIは、eGFRの大幅な低下に対してクレアチニンの上昇はわずかであり、eGFRとクレアチニン値に時間差が生じてしまいます。そのため、AKIは早期発見を目的として、クレアチニン値を使用した、KDIGO診療ガイドラインによる診断基準[5]を使用しています。以下の1〜3のうち、1つでも満たせばAKIと診断されています。

① Cr値≧0.3mg/dL増加（48時間以内）
② Cr値の基礎値から1.5倍上昇（7日以内）
③ 尿量0.5mL/kg/時以下が6時間以上持続

尿素窒素/クレアチニン比
（BUN/Cr比）

基準値　10前後

アウ値

⬆ **20**
⬇ **10**

⬆ 高値：脱水、消化管出血、
　　　　蛋白異化亢進　など
⬇ 低値：腎不全、低蛋白食、
　　　　重症肝不全　など

▶ 尿素窒素/クレアチニン比とは

腎臓に問題がある（腎性）のか、または、腎臓以外に問題がある（腎外性）のかを判断する指標として用いられています。高値の場合は腎外性因子、低値の場合は腎性因子を考慮します。

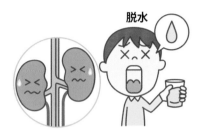

腎性と腎外性因子

離床の留意点

尿素窒素/クレアチニン比が高値を示す場合には脱水を疑います。フィジカルアセスメントでも脱水所見を認める場合には、血圧や脈などのバイタルサインを確認しながら離床の可否を判断しましょう。尿素窒素/クレアチニン比が低値を示す場合には、腎不全を疑います。特にクレアチニン値が前回と比較して上昇している場合には、腎不全の進行が考えられるため、離床は一旦止め病態確認を優先しましょう。

データに関するQ&A

Q 尿素窒素/クレアチニン比で、どちらか一方が高値を示す場合と、両方が高値を示す場合で何がわかりますか？

A 尿素窒素/クレアチニン比で、尿素窒素が高値を示す場合は腎外性の原因を示唆します。クレアチニンだけが高値を示すことは、臨床上あまり経験しません。したがって、クレアチニンが高値を示す場合には、必然的に尿素窒素も高値を示し、腎性の原因が疑われます。尿素窒素のみが上昇する理由は、尿素窒素が食事や脱水などの腎外性因子の影響を強く受けるためです。一方、クレアチニンは糸球体で排泄された後、尿細管で吸収も分泌もほとんどされません。そのため、糸球体濾過率の低下する「腎不全」や、腎血流量が低下する腎性因子の「脱水」などでは、尿素窒素もクレアチニンも上昇します。したがって、「脱水」においては、腎外性の影響を強く受ける尿素窒素のみを確認するのではなく、クレアチニン値も確認して病態を把握することが重要です。

1章

糸球体濾過量（GFR）/推定糸球体濾過量（eGFR）

基準値　60 mL/分/1.73 m²以上　＊慢性腎不全の診断やステージ分類に使用

アウ値

⬇ **30** mL/分/1.73 m²

● GFR・eGFRとは

腎臓の老廃物を尿へ排泄する能力をみる指標です。腎機能を包括的に表した指標の GFR 値は、性別・年齢・血清クレアチニン値から推定した値が eGFR となります。

GFR重症度と運動強度

GFR 区分 (mL/分/1.73m²)				
	G1	正常または高値	≧90	積極的運動
	G2	正常または軽度低下	60〜89	
	G3a	軽度〜中等度低下	45〜59	中等度の運動 （ややきついレベル）
	G3b	中等度〜高度低下	30〜44	
	G4	高度低下	15〜29	低強度〜中等度 （楽〜ややきついレベル）
	G5	末期腎不全	<15	ADL 維持を目的とした低強度運動

⬇ 低値：腎不全、心不全、ネフローゼ症候群　など

離床の留意点

GFR・eGFRが低値の患者さんに急激な運動を行うと、急性腎不全を起こすリスクがあります。運動後の急性腎不全は、主に運動後3-12時間後に発症します。腎臓への血流は運動時50-75％程低下するため、嘔吐や倦怠感などの症状出現に注意が必要です。また、腎機能障害が疑われる患者さんさんでは、食後1時間以上経過後に運動を行うことが望ましいとされています。また、eGFR低値を示す腎不全は、心血管疾患をきたしていることがあるため，尿量や体重、末梢冷感など循環動態の確認が必要です。加えて、慢性腎不全の危険因子である高血圧症や脂質異常症などに対する、生活習慣の指導・教育も重要とされています。

データに関するQ&A

Q GFRとeGFRはどちらが臨床でよく使われていますか？

A GFRとeGFRについて、日本腎臓学会ではGFRよりもeGFRの推算式を推奨しています。その理由としては、GFRの実測は、24時間蓄尿など煩雑な手技となるためです。GFRはクレアチニンクリアランス（以下、Ccr）やイヌリンクリアランス（以下、Cin）を用いた検査法です。それに対し、eGFRはCcrやCin測定が困難な場合に用いられます。18歳以上では、血清クレアチニン値（以下、SCr）に基づく推算式を用いて推定します。

$$eGFR（mL/分/1.73m^2）= 194 × Cr-1.094 ×年齢-0.287$$

＊女性の場合，0.739倍

Q 慢性腎臓病（CKD：Chronic Kidney Disease）の保存期の患者さんに対して必要なリスク管理と運動療法の効果を教えてください。

A 慢性腎不全で体内に尿毒素や余分な水分が蓄積し、尿毒症状が出ているものの、透析を受けなくてもよい状態を、保存期CKDといいます。この保存期CKD患者さんに対する、運動療法の禁忌や中止基準を明確に示したものはありませんが、心疾患を合併したCKD患者さんに対しては、日本循環器病学会が発行している「心血管疾患におけるリハビリテーションに関するガイドライン[6]」に示されている適応と禁忌を参考にすることが推奨されています。保存期CKD患者さんで運動療法の対象になるのは、病態が安定していることが必要です。また、腎機能が急激に悪化するようなことがあれば、運動療法中止もしくは負荷量を調整するなど、介入方法を医師と相談する必要があります。したがって、保存期CKD患者さんへの運動療法は、血圧・腎機能・尿たんぱくなどの推移を注意深く観察しながら介入することが大切です。

運動の効果は、保存期CKDステージ3-4患者さんに、12か月の有酸素運動療法を行うと、身体機能向上に加えて、動脈硬化などのリスク因子に対する改善やQOL改善の効果が報告[7]されています。また、保存期CKDステージ3-4患者さんや、虚血性心疾患を有する保存期CKD患者さんでは、eGFRが改善すると報告[8]されています。

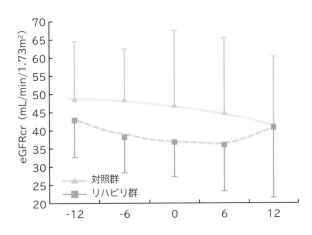

保存期CKD患者の運動療法によるeGFRの推移

シスタチンC

基準値　男性：0.63〜0.95 mg/L　女性：0.56〜0.87 mg/L

アウ値

⬆ **5** mg/L

⬆ 高値：腎不全

● シスタチンCとは

シスタチンCは全身の細胞から生成される、血清蛋白質の1つです。他の血中蛋白質と結合せず、糸球体でそのまま濾過されます。濾過後は99％が近位尿細管で再吸収され、アミノ酸に分解されるため血中には戻りません。そのため、濾過機能を反映させる、新しい腎機能の指標として使用されています。

離床の留意点

シスタチンCの値が上昇し、腎不全が疑われる時には、電解質の調整低下による意識障害や、致死的な不整脈を引き起こすことがあります。NaやKといった電解質をチェックし、必要であれば補正してから離床を進めてください。

データに関するQ&A

Q 腎機能障害の程度を把握するのに推算GFR（eGFR）▶ 詳しくはP.44 が有名ですが、シスタチンCの臨床的意義は何ですか？

A シスタチンCは、GFR70前後の軽度の腎機能障害でも上昇するので（右図）、腎機能障害の早期診断に有用です。また、血清クレアチニン値と年齢、性別から算出するeGFRは、筋肉量が減少している場合は、血清クレアチニンが低値となり、腎機能が過大評価されます。反対に、運動や薬剤の影響などによって血清クレアチニンが増加する場合は、腎機能を過小評価することもあります。このように、血清クレアチニンによるeGFRの信頼性が低いと思われる場合に、筋肉量の影響を受けにくい、シスタチンCに基づくGFR推算式（eGFRcys）が有効となります。例えば血清クレアチニンや尿素窒素が正常でも、尿検査で蛋白あるいは潜血に反応があれば早期腎機能障害と考え、シスタチンCで評価されています。

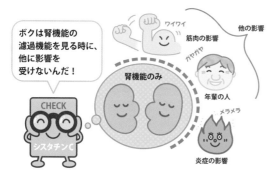

ボクは腎機能の濾過機能を見る時に、他に影響を受けないんだ！

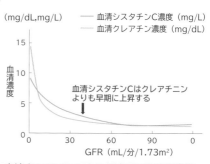

血清クレアチニンとシスタチンCの反応性

検査値 1-B30 尿酸（UA）

基準値 男性：3.6〜7.0 mg/dL 女性：2.3〜7.0 mg/dL

UA：Uric Acid

アウ値

↑9.0 mg/dL

↑高値：痛風、慢性腎不全 など

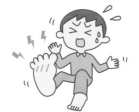

▶尿酸とは

プリン体の最終代謝産物です。痛風や脱水、腎不全の指標となります。血中の尿酸は約 3/4 が尿中に排泄され、残りは胆汁中に排泄されます。

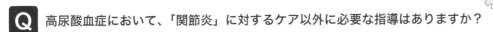

離床の留意点

尿酸が高値の場合、痛風所見として、主に第一中足趾節関節に関節炎が出現することがあります。患部は疼痛や腫脹・発赤が強く、歩行困難になることもあるため、患部を安静に保つよう、患部の運動抑制や冷却、禁酒などを指導します。また、痛風による疼痛が出ているときは、疼痛軽減を図るため鎮痛薬を考慮します。NSAIDの内服やステロイド（内服または注射）が望まれます。

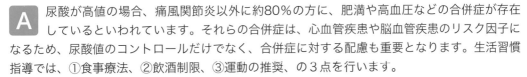

データに関するQ&A

Q 高尿酸血症において、「関節炎」に対するケア以外に必要な指導はありますか？

A 尿酸が高値の場合、痛風関節炎以外に約80％の方に、肥満や高血圧などの合併症が存在しているといわれています。それらの合併症は、心血管疾患や脳血管疾患のリスク因子になるため、尿酸値のコントロールだけでなく、合併症に対する配慮も重要となります。生活習慣指導では、①食事療法、②飲酒制限、③運動の推奨、の３点を行います。

① 食事療法は、摂取エネルギーの適正化や、プリン体の摂取制限などを行います。右図のレバーやエビは100gあたり、200mg以上の多いプリン体が含まれています。

プリン体含有量の分類

300mg以上	極めて多い
200〜300mg	多い
50〜100mg	少ない
50mg以下	極めて少ない

② 飲酒制限は、酒類に問わず過剰摂取を厳格に制限します。日本酒１合、ビール500mL、ウイスキー60mLで尿酸値への影響があります。

③ 運動の推奨については、有酸素運動を行うことで、合併症である高血圧やHDL-コレステロール、耐糖能の改善させることができると言われています。しかし、激しい運動や、ストレスなどは、尿酸の体内産生を高めるので注意しましょう。

β_2-ミクログロブリン

基準値　30 mg/L未満

アウ値

⬆ **30** mg/L

⬆ 高値：骨・関節痛、運動障害、
　　　　神経痛、腎機能障害　など

離床の留意点

β_2-ミクログロブリンを除去するのに最適な透析条件は、血液流量を増加させること、透析膜の膜面積を増大させること、β_2-ミクログロブリンクリアランスが高い透析膜を使用することなどがあります[9]。β_2-ミクログロブリン値が高値である場合には、何らかの理由によって上記のような透析条件や透析膜使用が行えていないことを想定します。たとえば、自律神経調節障害があって透析の血液流量を増やせていない場合です。その場合は、離床時の起立性低血圧にも注意が必要です。

● β_2-ミクログロブリンとは

腎臓で濾過されるたんぱく質です。炎症や腫瘍で高値になり、腎不全でも濾過できず蓄積し高値になります。透析患者さんの骨・滑膜・靭帯などに蓄積するものは、透析アミロイド症と呼ばれ、下記のような症状を引き起こすようになります[9]。透析前のβ_2-ミクログロブリンの値が高いほど、1年後の死亡率が高いことが知られています[9]。そこで、現在の透析では、多くの場合、β_2-ミクログロブリンを除去し、透析前の値が30mg/L未満になるような、透析膜使用や透析条件を設定します。なお、測定間隔は3カ月に1回程度とされています。

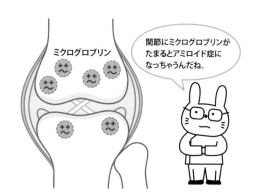

ミクログロブリン

関節にミクログロブリンがたまるとアミロイド症になっちゃうんだね。

データに関するQ&A

Q 血液中のβ_2-ミクログロブリンと尿中β_2-ミクログロブリンの、両方を測定する理由は何ですか？

A 血液中と尿中のβ_2-ミクログロブリンを測定する理由は、腎臓内で障害されている部位を特定するためです。糸球体の濾過機能が低下すると、血液中のβ_2-ミクログロブリンが上昇するため、慢性腎不全を疑います。一方、尿細管の再吸収機能が低下すると、尿中にβ_2-ミクログロブリンが多く排泄され上昇するため、急性腎不全を疑います。近年ICUの患者さんにみられる急性腎障害の指標が研究されており、尿中β_2-ミクログロブリン測定もその一つです[10]。

クレアチンキナーゼ（CK）

基準値　男性：60-270 U/L　女性40-150 U/L

CK：Creatine Kinase

▶ 実践! 離床完全マニュアル 2　P.68参照

アウ値

↑ **1,500** U/L

● クレアチンキナーゼとは

骨格筋・心筋・脳の細胞に多く含まれており、障害を受けると血液中に流れ出します。CK には 3 種類のアイソザイム CK-MM（95％）・CK-MB（3％）・CK-BB（2％）が存在しています。CK-MM は骨格筋に、CK-MB は心筋に、CK-BB は主に脳に多く存在し、この値が上がった時に、それぞれ骨格筋・心筋・脳の障害を疑います。

↑ 高値：急性心筋梗塞、骨格筋疾患　など

データに関するQ&A

Q CKやCK-MBの値による離床レベルの目安はありますか？

A 著者の施設では、心筋梗塞の場合、CKが1,500U/L以下であれば、術後1日目からトイレ歩行、2日目で100M歩行、3日目で200M歩行と順次アップし、10日目に退院とするパスを使用しています。CKが1,500U/L以上であれば、術後1日目トイレ歩行、3日目100M歩行、4日目200M歩行と順次アップし、14日目に退院とするパスを使用しています。CK-MBは急性心筋梗塞の第1選択マーカーとされており、正常値は4～20U/Lとされています。CK値が高く、その中でもCK-MB値が上昇している場合は心筋梗塞を疑います。CK-MB値と離床レベルの明確な基準はありませんが、一般的に CK-MBの最大値は、心筋壊死量を反映すると考えられますので注意が必要です。

CK-BB
脳

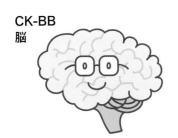

CK-MB
心臓

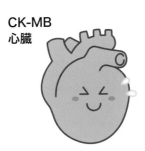

CK-MM
骨格筋

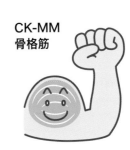

脳性ナトリウム利尿ペプチド（BNP）

基準値 18.4 pg/mL以下

BNP：Brain Natriuretic Peptide

▶ 実践! 離床完全マニュアル2　P.68参照

アウ値

↑**100**pg/mL

▶ 脳性ナトリウム利尿ペプチドとは

BNPは心室から分泌される循環調整ホルモンで、左室収縮能や拡張能と相関しています。

BNP値（pg/mL）	0〜18.4	18.4〜40	40〜100	100〜200	200以上
心不全診療の注意点	心不全の可能性は極めて低い	心不全の可能性は低いが可能ならば経過観察	軽度の心不全の可能性があるので経過観察	治療対象となる心不全の可能性があるので精査あるいは専門医に紹介	治療対象となる心不全の可能性が高いので精査あるいは専門医へ紹介

↑ 高値：慢性心不全、慢性腎不全　など

離床の留意点

BNPが高値の場合、心不全を疑います。心不全において起坐呼吸を呈するようなNYHA「IV」に該当する状態では、積極的な離床は控え、ベッドサイドからの介入が望ましいといえます。

データに関するQ&A

Q BNP値が100以上は心不全を疑うとのことですが、離床を控えた方がよい値はどのくらいでしょうか？

A BNP値は100以上を示すと心事故が多くなります。離床を一旦止める目安にしてください。実際には、BNP値と離床レベルの明確な基準はありませんが、BNP値とNYHA分類には相関があるとするAlan[11]らの先行研究があります。NYHA分類に対するBNP値が、それぞれ、NYHA I：244pg/mL、NYHA II：389pg/mL、NYHA III：640pg/mL、NYHAIV：817pg/mLに相当するとまとめているので、参考にしてください。また、BNPの値のみで離床レベルを判断するのではなく、患者さんの臨床所見などと合わせて判断するのが大切です。主治医と相談して離床を進めていきましょう。

NYHA分類[12]

I度	心疾患を有すが通常の労作では疲労、動悸、呼吸困難、狭心痛など自覚症状を引き起こさない	症状なし
II度	安静時には自覚症状はないが通常の日常生活の活動によって上記の自覚症状を惹起するもの	階段で症状
III度	軽度の労作によって自覚症状が出現するために日常生活が著しく障害するもの	平地歩行で症状
IV度	いかなる労作も行う事ができない。安静時に自覚症状が存在することもある	起坐呼吸

検査値 1-B34 BNP前駆体N端側フラグメント（NT-proBNP）

基準値　55 pg/mL以下

アウ値

↑ **400** pg/mL

↑ 高値：慢性心不全、慢性腎不全　など

▶ BNP前駆体N端側フラグメントとは

BNPの前駆体であるproBNPよりBNPが生成される過程で、N端フラグメントとして血中に遊離されるペプチドで、心不全の診断に有用とされています。

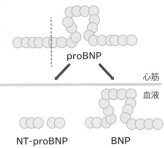

proBNP

心筋
血液

NT-proBNP　　BNP

離床の留意点

BNPと同様、心不全の重症度と相関します。前述したNYHA「IV」の状態に加え、カテコラミン静注時などでは、負荷量に注意して離床を検討しましょう。

NT-proBN値（pg/mL）	心不全診療の注意点
125未満	心不全の可能性は低いが可能ならば経過観察
125〜400	軽度の心不全の可能性があるので経過観察
400〜900	治療対象となる心不全の可能性があるので精査あるいは専門医に紹介
900以上	治療対象となる心不全の可能性が高いので精査あるいは専門医へ紹介

データに関するQ&A

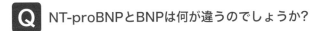

Q NT-proBNPとBNPは何が違うのでしょうか？

A NT-proBNPは、血清で他の生化学項目と同じ採血管で測定できます。そのため、BNPの測定よりも採血の回数が減り、患者さんの負担が軽減されます。また、NT-proBNPは腎臓でのみ代謝されるため、腎疾患ではより影響を受けやすくなるため、心機能低下による値なのか、腎機能低下による値なのか、解釈に注意をしましょう。

BNPとNT-proBNPの違い

	NT-proBNP	BNP
分子量	約8500	約3500
半減期	約120分	約20分
クリアランス	腎臓	NPR-C,NEP, 腎臓
ホルモン活性	−	＋
採血法	血清 / ヘパリン加・EDTA加血漿	EDTA加血漿
濃度増加因子	心機能低下・腎機能低下・高齢・全身炎症	
濃度低下因子	肥満	

心筋トロポニンT

基準値　0.10 ng/mL以下

アウ値

⬆ **0.10** ng/mL
または簡易測定キットで陽性

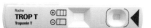

写真協力：ロシュ・ダイアグノスティックス株式会社

▶ 心筋トロポニンTとは

トロポニンは筋肉を構成する蛋白質の１つで、ミオシンなどとともに、心筋や骨格筋の収縮調節を担っています。心筋トロポニンＴは心筋特異性が高く、心筋壊死を伴う心筋障害を反映するマーカーです。

⬆ 高値：急性心筋梗塞、不安定狭心症、心筋炎　など

離床の留意点

心筋トロポニンTが高値、または簡易測定キットで陽性を示した場合は、急性心筋梗塞を疑います。血中CKの最高値が1,500U/L以上では、慎重に離床レベルを決定する施設もあります。

データに関するQ&A

Q 他の心筋マーカー（CK-MBなど）と何が違うのですか？

A まず、心筋トロポニンTは、他の心筋マーカー（CK-MB、CKなど）と比べて心筋特異性が高いとされます。すなわち、小さな心筋梗塞でも敏感に捉えることができます。また、下図に示すように、心筋梗塞発症から数値の上昇までの時間が異なります。特にトロポニンTでは、心筋梗塞発症後しばらくの間、値が上昇するので、時間が経った心筋梗塞を捉えるのにも有用です。

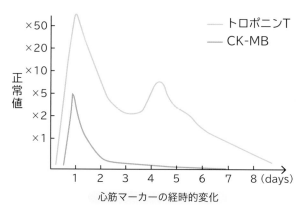

心筋マーカーの経時的変化

ナトリウム（Na）

基準値　135～145 mEq/L

▶ 実践！離床完全マニュアル2　P.69参照

アウ値

↑ 150 mEq/L
↓ 125 mEq/L

● ナトリウムとは

全身の体液浸透圧の調節と、神経や筋肉の興奮・電動・収縮に関与します。

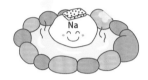

↑ 高値（高ナトリウム血症）：意識障害、痙攣、皮膚や粘膜の乾燥、血圧上昇　など
↓ 低値（低ナトリウム血症）：意識障害、倦怠感、皮膚の湿潤、血圧変動　など

離床の留意点

ナトリウムの異常は、水（細胞外液）とのバランスによって生じます。ナトリウムの量が減っていても、それよりも水が減っていれば高ナトリウム血症になります。つまり、高ナトリウム血症・低ナトリウム血症のそれぞれの原因には、水が多い場合、不変の場合、少ない（脱水）場合があります[13]。水が多い場合の離床時には心不全に注意が必要ですが、水が少ない場合の離床時には、低血圧に注意が必要です。

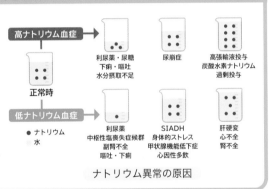

ナトリウム異常の原因

データに関するQ&A

Q1 なぜナトリウムは高くても低くても脱水になるのですか？

A1 両者とも背景に循環血漿量が減少する病態が存在するからです。脱水を伴うナトリウム異常の原因には、利尿薬、糖尿病、嘔吐などがあります。これは両者でおおよそ共通で、水が体外に排出される場合と、血管から細胞に漏れ出てしまう場合が挙げられます。

Q2 低ナトリウム血症に対する補正時の注意点はなんですか？

A2 急速に低ナトリウム血症を補正すると、浸透圧性脱髄症候群を生じる危険性があります[13]。これは脳の橋によく生じて、意識障害や四肢麻痺・構音障害などを引き起こすようになります。橋中心髄鞘崩壊症とも呼ばれており、非可逆性なので、発症させないことが重要です。橋中心髄鞘崩壊症が生じないように、ゆっくりナトリウム値を補正していきます。

クロール (Cl)

基準値　98〜108 mEq/L

▶ 実践！離床完全マニュアル2　P.69参照

アウ値

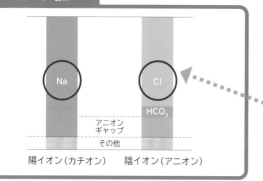

- アニオンギャップ
- その他
- 陽イオン（カチオン）
- 陰イオン（アニオン）

● クロールとは

細胞外液中の主要な陰イオンで、血漿浸透圧や、電解質のバランス、酸塩基平衡に重要です。

豆知識

クロールのアウ値は？

クロールは、ナトリウムと並行して異常を示すことが多いため[14]、臨床ではナトリウムの変動をメインに異常を判断します。したがって、クロールのアウ値はありません。低ナトリウム血症では低クロール血症に、高ナトリウム血症では高クロール血症になっています。これらの場合は、意識障害や倦怠感などのナトリウム異常の症状が見られます。

離床の留意点

生理食塩水による高クロール性アシドーシスが、敗血症時の低血圧や炎症性サイトカイン増加[15]、急性腎障害[16,17]と関連する可能性が報告されています。生理食塩水で治療を受けている患者さんで、高クロール血症とアシドーシスが生じている場合には離床中の急変に注意しましょう。

データに関するQ&A

Q クロールの異常値に対する離床の目安はあるのでしょうか？

A クロール値からの離床基準設定の定説はありません。そのため基準も明確なものはありません。上記のように、クロールが異常を示すときには背景に別の病態が関与していますので、その病態を把握することが離床において重要と考えます。特に、クロールはナトリウムとともに変動すること、アシドーシスまたはアルカローシスを伴うか生じさせているケースが多いことを考慮しましょう。ナトリウム代謝異常やアシドーシス・アルカローシスの症状やアウ値を指標に、離床を進めていくとよいでしょう。

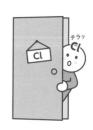

検査値 1-C04 カルシウム（Ca）

基準値　8.5〜10.5 mg/dL

▶ 実践! 離床完全マニュアル 2　P.69参照

アウ値

↑ **12.0** mg/dL
↓ **2.6** mg/dL

● カルシウムとは

血液凝固や神経筋伝達、平滑筋収縮などに関わります。

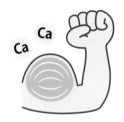

↑ 高値（高カルシウム血症）：筋力低下、不整脈、食欲不振、悪心、嘔吐、意識障害　など
↓ 低値（低カルシウム血症）：テタニー、不整脈、下痢、意識障害　など

離床の留意点

高カルシウム血症は、12.0mg/dLまではほぼ無症状ですが、筋力低下や易疲労性がみられることがありますので負荷量に留意しましょう。12.0mg/dL以上では、意識障害などが出現し危険です[18]。

低カルシウム血症では、心筋・神経・骨格筋が興奮しやすく、不整脈やけいれんが生じやすくなります[18]。これらは、重度の低カルシウム血症（2.6mg/dL未満）でのみ報告されているようです。軽度の低カルシウム血症では、心電図のQT時間が参考になります。QT時間が延長しているとtorsade de pointesと呼ばれる重篤な不整脈が発生する危険性があります[19]。特に交感神経が活発になる運動は、リスクを増加させます。

データに関するQ&A

Q 高カリウム血症に対してカルシウム投与が効く！？

A カルシウムは、心臓の細胞膜の電位差を広げ、高カリウム血症による脱分極作用 ▶ 詳しくはP.66 を低下させます。これを利用して、高カリウム血症の緊急時にカルシウムを投与します。臨床では、グルコン酸カルシウムの静脈注射がよく使用されます。ただし、カルシウム投与による細胞膜電位の拡大作用は30分程度しか持続せず、カリウム値を下げるわけでありません。そのため多くのケースで、カルシウムを投与して不整脈の危険を減らしている間に、他の高カリウム血症の治療を行います。

カリウム (K)

基準値　3.5〜5.0 mEq/L

▶ 実践! 離床完全マニュアル 2　P.69参照

アウ値

⬆ **5.0** mEq/L
⬇ **3.0** mEq/L

⬆ 高値：不整脈、心停止、意識障害、脱力、
　　　　筋力低下　など

⬇ 低値：不整脈、多尿、筋力低下　など

● カリウムとは

ほとんどが細胞内に蓄えられ、ナトリウムなど他の電解質とともに細胞膜電位をつくり、神経や筋肉の興奮などに関わります。

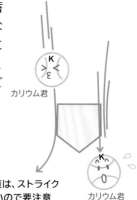

カリウム君

カリウムの値は、ストライクゾーンが狭いので要注意

カリウム君

離床の留意点

低カリウム血症・高カリウム血症のいずれにおいても、不整脈・心停止が生じる危険性があります。一般的に、高カリウム血症のほうが、低カリウム血症よりも不整脈のリスクが高いといわれています[20]。ただし、カリウムがアウ値になると必ず不整脈が起こるとは限りませんので、心電図をみて予測します。心電図異常を伴っている場合には、不整脈が生じる危険が高くなっていますので、離床は中止したほうがよいでしょう。また、筋力低下を伴うこともあるため、その場合は離床時の負荷量を軽減するなどの工夫が必要です。なお、運動によって骨格筋などからカリウムが血中に放出されるため、運動は高カリウム血症を増悪させることがわかっています。高血圧症の患者さんに対して最大酸素摂取量の55-60%の運動負荷を30分行うと、カリウム値が約0.5mEq/L上昇したというデータがあります[21]。また、心疾患の患者さんの高カリウム血症は運動負荷量に比例して増悪し、特に嫌気性代謝閾値を超えると、増悪の程度がさらに大きくなることも報告されています[22]。

豆知識

カリウム異常による筋力低下の機序

高カリウム血症でも、低カリウム血症でも筋力低下が生じます。その機序は、次のようなものが複合的に生じていると考えられています。高カリウム血症では、次ページのように細胞膜を介したカリウムの出入りが滞りやすくなり、この影響で神経細胞や骨格筋が興奮しづらくなり、筋収縮がうまくいかなくなっている可能性があります。また、細胞外のカリウム濃度が高いと、筋疲労が生じやすいとされています[23]。低カリウム血症では、カリウムが少なくなり筋膜に電気が伝わりづらくなる[24]、電解質のバランスが崩れ、筋がむくむ[25]、筋膜自身が傷害される[24]、などが原因として考えられます。

データに関するQ&A

Q カリウム値が異常だと不整脈が起こるのはなぜなのか？

A 通常の細胞膜では、カリウムは細胞膜の内に多く、外に少ない状態です。カリウムはカリウムチャンネルというトンネルを介して、濃度の高い方から低い方へ移動します。すなわち、細胞内から細胞外に定期的に流れ出ています。この流出によって、細胞膜の電位が作られています

高カリウム血症	通常	低カリウム血症

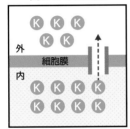 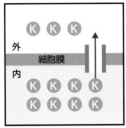 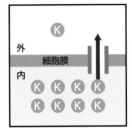

高カリウム血症

高カリウム血症では、外にカリウムが多い状態になっています。そのため、細胞内外の濃度差が小さくなり、カリウムが流れ出にくくなり、細胞膜の電位が小さくなります。すると心筋が興奮しづらくなり、また伝導も遅くなります。その結果、ブロックや徐脈性不整脈、重症だと心停止になります。

低カリウム血症

低カリウム血症では、逆に、外にカリウムが少ない状態になっています。そのため、細胞内外の濃度差が大きくなり、カリウムが流れ出やすくなり、細胞膜の電位が大きくなります。すると、心筋が興奮しやすくなります。なお、低カリウム血症だけでは重篤な不整脈のリスクにならないとされています。心筋梗塞などの他のリスクがある場合に、そのリスクを低カリウム血症が増加させます。

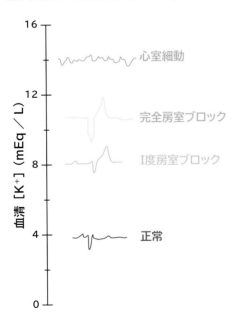

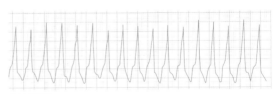

心室頻拍

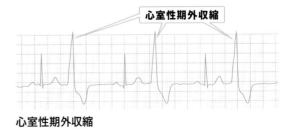

心室性期外収縮

マグネシウム（Mg）

基準値　1.7〜2.6 mEq/L

▶ 実践！離床完全マニュアル 2　P.70参照

アウ値

↑ 3.0 mEq/L
↓ 1.5 mEq/L

▶ マグネシウムとは

いろいろな酵素を補助しています。平滑筋細胞内のカルシウムイオンの調整や、心筋の収縮などにも関与しています。

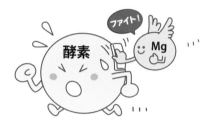

酵素　ファイト！　Mg

↑ 高値（高マグネシウム血症）：腎機能低下、心臓伝導障害、筋力低下、呼吸筋麻痺、　など
↓ 低値（低マグネシウム血症）：低栄養、不整脈、テタニー、けいれん、昏睡　など

離床の留意点

低マグネシウム血症は、心筋を脱分極させ、頻脈性不整脈を引き起こす可能性があります。時にtorsade de pointes（多形性心室頻拍）が生じ、除細動などの緊急処置が必要になります[26]。また、筋力低下など神経・骨格筋の異常をきたすこともあるため、離床時は負荷量とバイタルサインや意識レベル・筋力などをこまめに観察・調整する必要もあります。マグネシウムの補充によって、筋力や意識レベルが速やかに改善するケースもあります。上記の症状の原因として低マグネシウム血症の可能性があれば、精査・治療をチームで検討する必要があるでしょう。

データに関するQ&A

Q マグネシウム代謝異常で神経・筋障害が起こる理由を教えてください。

A マグネシウムは、神経や筋において、シグナル伝達やエネルギー産生などを補助しています。マグネシウム代謝異常では、これらがうまく機能しなくなり、神経・筋の働きが低下すると考えられています[27]。また、マグネシウム代謝障害は、他の電解質異常を合併することが多い[26]ため、それらと複合的に神経・筋障害が生じている可能性もあります。特に低マグネシウム血症では、低カリウム症、低リン酸血症、低カルシウム血症を伴うことが多い[26]ので、これらが合併していないか、これらの臨床症状（不整脈など）が生じていないかにも注意を払うようにしましょう。

検査値 1-C06 リン（P）

基準値　2.5〜4.5 mg/dL

アウ値

↓ **2.0** mg/dL

▶ リンとは

ＡＴＰの合成にかかわり、生命のエネルギー源となるものです。

↓ 低値（低リン血症）：呼吸不全、心不全、易疲労感、筋力低下、けいれん、意識障害　など

離床の留意点

低リン血症の臨床症候は、はっきりしないことが多いといわれています。重度の低リン血症によって、呼吸筋の筋力低下が起こる可能性が報告されていますが、否定的な意見もあります[18]。一方で、低リン血症を補正すると、四肢の筋力や疲労感が速やかに改善する場合もあります。高リン血症は、主に慢性腎臓病によるリン排泄の低下や、副甲状腺機能亢進症などで生じます。慢性腎臓病では、高リン血症が死亡リスクと関連していることがわかっています。また、高リン血症では血管の石灰化をきたすことがあり、その場合は脳卒中や冠動脈症候群を発症しやすくなりますので、離床時にはこれらの予兆がないかを確認しましょう。

データに関するQ&A

Q 低リン血症の原因にはどのようなものがありますか？

A 低リン血症の原因は、ブドウ糖投与や呼吸性アルカローシス、β刺激薬、全身性炎症疾患などです。特に注意が必要になるのは、低栄養が持続していた患者さんに栄養を補充する場合です。このような患者さんでは、糖が全身の細胞に取り込まれる際に、リンも同時に取り込まれたり、ATP合成にリンが利用されたりすることで、低リン血症になる危険性があります。これをリフィーディング症候群と呼びます。栄養を補充し始めて約7日後に発症する可能性があり、全身状態が落ち着いたころ急に、意識障害や筋力低下が生じることがあるので注意が必要です。治療前に低栄養状態であったことが予想される患者さんに対しては、このような低リン血症の出現に注意しておくと、予想外の急変に対処しやすくなると考えます。

一目瞭然！ **イラストでみる止血と凝固・線溶系**

土のうを積むまで ＝1次止血

出血時間 P.71
血が止まるまでの
時間をみている

土のう
血小板　血小板

アンチトロンビンテスト P.75
この固まりを阻害する力をみている

固まりたいよ～

待ってろよー

フィブリノーゲン
P.78
土のうをより固く
する力をみている

血小板

フィブリノーゲン

**土のうがコンクリートに
変わるまで
＝
2次止血**

PT P.72
破壊された組織と血液が
出会って固まる能力をみている

APTT P.74
血管内に異物が入ったことが
きっかけで固まる能力をみている

**不要な血栓を溶かす
＝
線溶**

プラスミン P.77
血栓を溶かす主役

Dダイマー
P.76

E分画

FDP
P.77

溶かした血栓の
残がいをみている

プラスミノーゲン P.80
血栓を溶かす
予備力をみている

ZZZ…

プラスミノーゲン

血栓を
溶かす気
マンマン

血栓

プラスミン

PIC P.81
プラスミンが血栓を
溶かすのを止めようと
する能力をみている

おつかれ様～

プラスミン

ZZZ…

プラスミノーゲン

出血時間

基準値　2〜4分

▶ 実践! 離床完全マニュアル2　P.65参照

アウ値

↑**10**分

▶ 出血時間とは

前腕皮膚を、ランセットまたは細メスで刺傷するか、耳朶を穿刺した際の出血した血液を、30秒ごとに、ろ紙に吸い取り、血痕が付かなくなるまでの時間のことです。生体の止血能を総合的に検査する方法です。

↑ 延長：血小板数の低下、血小板機能異常、毛細血管異常　など

離床の留意点

出血時間が延長している場合、通常よりも止血までに時間がかかる状態であることを示唆しています。少しの出血が大出血につながるので、中心静脈カテーテルなど、点滴類やドレーン類の刺入点に、出血がないかしっかり確認してから離床をしましょう。

データに関するQ&A

Q 普段の血液検査（凝固止血能検査）で「出血時間」はあまり見ませんが、どのようなときに測定すればよいのでしょうか？

A 通常、凝固検査、特に止血能を調べたい場合は、プロトロンビン時間や部分活性化トロンボプラスチン検査、フィブリノーゲンなどといった検査が主流です。しかし、まれにこれらの検査の数値が正常でも、出血がとまりづらいということがあります。そのような際に、「出血時間」は非常に有用な情報を与えてくれます。そもそも止血というのは、まず血小板がのりのように出血部をふさぐような形で集まってきますが、その血小板の数が少なかったり、血小板の形態や機能に問題がある場合、この最初のプロセスがはじまらずに、止血が得られないことがあります。もし、離床の前に出血時間の長さが判明した場合は、血小板の数や機能異常をチェックし、必要があれば血小板輸血をするなど、出血に細心の注意をする必要があります。止血が得られない場合は、離床をスキップしましょう。

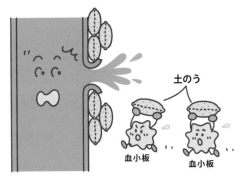

土のう

血小板　　　血小板

プロトロンビン時間 (PT)

基準値　秒表示10〜12秒、活性表示80〜100％

▶ 実践! 離床完全マニュアル2　P.65参照

アウ値

⬇ 活性表示：30％

▶ プロトロンビン時間とは

プロトロンビン時間 (PT) は、血管外成分によって活性化される外因系の止血能検査になります。具体的には、被検血漿にCaイオンと組織抽出成分を添加し、フィブリン塊が形成されるまでの時間です。

⬇ **低値：** 血液凝固異常、DIC、抗凝固薬治療中、肝細胞障害、ビタミンK欠乏症　など

離床の留意点

離床の大前提は、出血をしていないことですので、離床前に必ず出血の有無を確認してください。出血をしていた場合は、圧迫や手術など止血の処置や、輸血などの対応も考えましょう。プロトロンビン時間の活性表示が30％以下の場合は、出血の可能性を配慮し、輸血などを検討してから離床を行いましょう。

データに関するQ&A

Q プロトロンビン時間には、PTとPT-INRというものがあると思うのですが、何が違うのでしょうか？

A まず止血のメカニズムは2段階あり、1段目が血小板、2段目は凝固因子が主役です。2段目は、さらに内因系と外因系にわかれ、プロトロンビン時間はこの2段目の外因系血管外由来の成分に反応して活性化する凝固止血能の検査です。外因系に関わる血液内の凝固因子は、IV (Caイオン)、III (組織因子)、VII、X、V、II (プロトロンビン)、I (フィブリノーゲン) で、これらの欠乏、または活性異常を検査します。プロトロンビン時間 (PT) は、主に活性表示では％で表すことが多く、正常血漿の機能を100％とした際の活性率を表示します。一方、PT-INR (International Normalized Ratio) は、世界保健機関 (WHO) と国際血栓止血学会 (ISTH) が推奨している表示方法で、国際的な標準表記方法です。正常血漿凝固時間と検体血漿凝固時間との比を表しています。

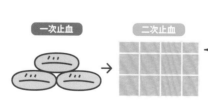

一次止血　　二次止血

PTとは、土のうがコンクリートに変わる時間のこと

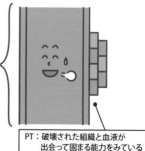

PT：破壊された組織と血液が出会って固まる能力をみている

検査値 1-D03 PT-INR

基準値　1.0-1.1

PT-INR：Prothrombin Time International Normalized Ratio

▶ 脳卒中急性期における看護ケアとリハビリテーション完全ガイド　**P.146参照**

アウ値

↑2.0

● PT-INRとは

プロトロンビン時間の国際標準の表記方法です。正常血漿の凝固時間に対する、検体凝固時間の比で表されます。

↑ 高値： 血液凝固異常（凝固因子消費亢進、炎症、出血）、DIC、抗凝固薬治療中　など

離床の留意点

PT-INRが延長していて困るのは、プロトロンビン時間と同様、いざ出血すると止血が困難になるということ、また、カテーテル類の刺入点だけでなく、頭蓋内や筋肉内などの出血合併症をおこしやすくなるということです。PT-INRが2.0以上に延長している場合、出血リスクを考慮し、離床前は輸血をするかどうかを検討してください。

データに関するQ&A

Q 病棟の患者さんもですが、特にICUに入室している患者さんは、PT-INRが延長していることが多い気がします。
そういった患者さんを離床するとき、注意すべきことはありますか？

A PT-INRが延長していた場合、まずはなぜ延長しているか、原因を考えましょう。ICUでは、特に敗血症など炎症性疾患が原因となっていることがあります。そういった患者さんは、凝固因子の産生が障害されているだけでなく、消費も亢進しており、凝固止血能の改善は容易ではありません。敗血症などの合併症である播種性血管内凝固症候群（DIC）の診断基準（急性期DIC診断基準）では、PT-INRが1.2以上で重症度があがり、また一般的には、PT-INRが2.0以上の場合は輸血の適応となります。また、ワーファリンなどでPT-INRが延長している場合も多く、ビタミンKの補充や拮抗薬の投与も、同時に考慮する必要があります。離床を行いたい患者さんのPT-INRが延長している場合、出血しているかどうか、また、病態と合わせて出血するリスクが高いかどうかを判断し、輸血の適応を考える必要があります。

計算式

$$PT\text{-}INR = \left(\frac{患者PT}{正常PT} \right)^{ISI}$$

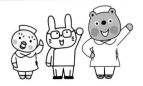

活性化部分トロンボプラスチン (APTT)

基準値　30〜40秒

APTT: Activated Partial Thromboplastin Time

▶ 実践! 離床完全マニュアル 2　P.66参照

アウ値

↑ 60秒

▶ 活性化部分トロンボプラスチンとは

血管内の成分（特に陰性電荷成分）に反応して進行する凝固系で、内因系の止血能検査です。関わる凝固因子の量に応じて値が変化します。

↑ 高値：敗血症、DIC、先天性欠乏症、肝細胞障害　など

離床の留意点

PT、PT-INRのときと同様に、出血には細心の注意が必要です。APTTが60秒を超える場合などは出血リスクが高くなります。出血がないことの確認、出血がある場合は輸血が必要かどうかの確認を怠らないようにしましょう。

データに関するQ&A

Q ICUの治療の中で、ヘパリンを使って抗凝固療法をすることがよくあります。ヘパリン投与時の離床で、注意が必要なAPTTの数値はいくつでしょうか？

A 内因系に関わる凝固因子には、XII、XI、IX、VIII、X、V、II（プロトロンビン）、I（フィブリノーゲン）があります。その中で、ヘパリンは血管内を漂うアンチトロンビンという物質とくっついて、主にXとII（プロトロンビン）の凝固因子の働きをブロックし、抗凝固作用を示します。そのため、ヘパリンを使用するとAPTTが伸びるのです。APTTの治療域は、だいたい基準値（施設基準を確認してください。30秒とすることが多いです）の1.5〜2.5倍（45〜75秒）です。ヘパリンの治療域にいる患者さんの離床においては、まず、出血がないことを確認してください。APTTが80秒を超えた場合、出血リスクがかなり高くなりますので、ヘパリンの投与量の調整を行い、APTTの減少を確認してからの離床をおすすめします。またECMO（体外式膜型人工肺）の抗凝固として、APTTをモニタリングしている場合、APTT60秒でも出血傾向を呈することがあります。ECMOなどの出血リスクの高いデバイスを使用している際は、APTTが40〜60秒以内での離床を推奨します。

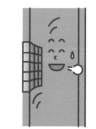

ATPP：血管内に異物が入ったことがきっかけで固まる能力をみている

検査値 1-D05 アンチトロンビンテスト

基準値　80-120 %

アウ値

↓ **70** %

↓ 低値：敗血症などの炎症性疾患、
　　　　血栓症、DIC、肝細胞障害　など

離床の留意点

ATテストの値が低い場合は、血液の性状が血栓傾向にかたむいています。他の検査（PT、APTT、FDP、Dダイマーなど）と組み合わせて、血栓症（DVTなど）を疑い、離床のリスクを判断していきます。

● アンチトロンビンテストとは

主にアンチトロンビンⅢ（AT Ⅲ）の活性度をチェックする検査。AT Ⅲは肝臓で生成され、凝固因子ⅩとⅨを抑制して、凝固反応を制御するものです。わかりやすく言うと、AT Ⅲは血栓をできにくくする「凝固抑制」因子です。

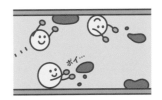

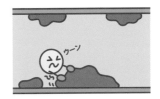

データに関するQ&A

Q アンチトロンビンテストは凝固検査で目にすることがあるのですが、実際の臨床ではどのように使用すればよいですか？

A アンチトロンビンテストは、凝固に対する抑制の力を表します。アンチトロンビンテストが低値の場合、まず肝臓の機能をチェックし、問題なければ、消費が亢進されている病態(血栓症やDIC)を考慮する必要があります。FDPやDダイマーが高値の場合は離床の前にはDVTなどをチェックすることをおすすめします。また、ヘパリンはアンチトロンビンと結合し抗凝固作用を発揮しますので、ヘパリンなどで全身の抗凝固療法を行っている場合は、アンチトロンビンテストのモニタリングをすることも大切です。このような凝固に対する抑制の力を測定する検査には、プロテインC検査（基準活性70〜130％、抗原値3.0-5.5μg/mL）、プロテインS検査（基準活性60〜140％、抗原値20-35μg/mL）があります。これらの検査値をみて、血液内の抗凝固の力が推測しましょう。

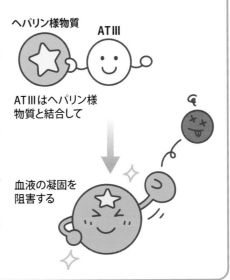

ヘパリン様物質　ATⅢ

ATⅢはヘパリン様物質と結合して

血液の凝固を阻害する

Dダイマー

基準値　1.0 μg/mL以下

アウ値

↑ **5.0** μg/mL

↑ 高値：DVT、DIC、その他血栓症
など

※Dダイマーが高い値を示す場合は、血栓ができた後に、線溶系が亢進した状態が考えられます。そのため、凝固が亢進された状態が背景に必ずあります。

●Dダイマーとは

安定化したフィブリン血栓を溶解した結果（2次線溶）できる分解産物の一つです。

離床の留意点

Dダイマーが上昇している場合、一番心配なのはDVTなどの血栓症の合併です。DVTがある場合、離床をすることで肺塞栓を起こす可能性があります。そのため、身体所見や病態などから血栓症のリスクを評価する必要があります。

データに関するQ&A

Q Dダイマーが高値のときは、DVTと判断してよいのでしょうか？また実際にDVTがあった場合の離床はどうすればよいでしょうか？

A Dダイマーが高値で、DVTなどの血栓症の懸念が浮上した時は、まずは疑うことが大切で、身体所見（下肢の圧痕性浮腫、圧痛、側副静脈の表在化）やスコアリング（Wells score）などを使用して、DVTの可能性を評価します。DVTの可能性が高い場合、超音波検査や造影CT検査でDVTの検索をすることが推奨されています。もしDVTがあった場合は、抗凝固療法を行います。抗凝固療法を行った患者さんに対する、離床の推奨時期についてのガイドライン[28]では、DVTに対して、例えばヘパリンによる抗凝固を開始した場合、24時間の安静後に再評価した上で離床が可能となっています。論文では、抗凝固療法を行っているDVT患者さんの離床は、安静でも離床してもPE発生率に差はなく、離床したほうが、疼痛やADLの改善がみられるとされています。ちなみに、抗凝固療法をしていないDVT患者さんの離床は、IVCフィルターが推奨されています。

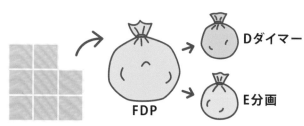

フィブリン血栓　FDP　Dダイマー　E分画

フィブリン・フィブリノーゲン分解産物（FDP）

検査値 1-D07

基準値　5〜10 μg/mL以下

FDP：Fibrin/Fibrinogen Degradation Products

▶ **実践! 離床完全マニュアル2**　P.66参照

アウ値

↑**25** μg/mL

▶ **フィブリン・フィブリノーゲン分解産物とは**

血栓の塊であるフィブリンや不安定フィブリノーゲン分子がプラスミンによって、分解されてできた副産物のことで、凝固・線溶系の異常が分かります。

⬆ 高値：DIC、敗血症、DVT　など

離床の留意点

FDPの高値は、Dダイマーと同様に血栓症の検索が必要となります。身体所見、Wells score、肺塞症の可能性予測スコア、超音波検査や造影CT検査などを駆使して、Dダイマーと同じような対応をする必要があります。

データに関するQ&A

Q 血液検査では線溶マーカーであるFDPとDダイマーがよく検査されますが、実際この2つはどのように使い分けたらよいでしょうか？

A 病態生理から考えると、Dダイマーは、安定化した血栓の分解の結果のみで生じる分解産物ですが、FDPは不安定なフィブリノーゲン分子または安定化したフィブリン分子、どちらの分解産物も指すため、FDPは不安定か安定かの差を臨床では非常にとらえにくくなっています。実際、1次線溶系なのか2次線溶系なのかは臨床ではあまり重要ではありません。では、それぞれをどのように使用するかというと、FDPは凝固・線溶の重症度、DダイマーはDVTなどの診断目的と使い分けるとわかりやすいと思います。FDPは、主に線溶と対応する凝固系の亢進程度を表すため、DICの診断基準で推奨されている急性期DICスコアでは、FDPの値がひとつの項目として取り上げられています。

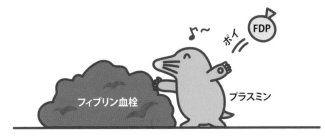

フィブリン血栓　　プラスミン　　♪〜　ポイ　FDP

フィブリノーゲン

基準値　200〜400 mg/dL

▶ 実践! 離床完全マニュアル 2　P.66参照

アウ値

↓ **100** mg/dL

↓ 低値：DIC、血栓症、大量出血、
　　　　肝機能障害　など

※感染症などの炎症性疾患が関わっている場合も高
　値を示します。

● フィブリノーゲンとは

血栓を固く安定化させるための格子のようなものです。トロンビンの作用によってフィブリンの塊になり、凝固因子13の作用で安定化フィブリンとなります。

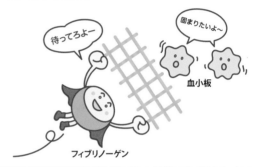

離床の留意点

フィブリノーゲンもPTやAPTTと同じように、血液の凝固止血能を表します。そのためこの値が低い際は、出血や出血リスクに最新の注意を払う必要があります。フィブリノーゲンが100以下の場合は、輸血をしてからの離床を考慮してください。

データに関するQ&A

Q よく高齢者の血液検査結果では、フィブリノーゲンが高値になっていることをみかけます。なぜ加齢によってフィブリノーゲンは上昇するのでしょうか？

A フィブリノーゲンは、動脈硬化などの炎症動態・酸化動態を反映し、生活習慣病が増えるにつれて増加すると報告があります。そのため、加齢とともに上昇すると考えられます。前述の通り、フィブリノーゲンは、血栓を安定化させるための格子という役割がありますが、そのフィブリノーゲン産生のトリガーは、炎症や動脈硬化などの血管内皮細胞の障害です。そのためCRPのような急性期反応蛋白としてとらえることもあります。臨床現場では、フィブリノーゲンの増加を利用して炎症状態の検査を行う手法として、赤血球沈降速度 ▶ 詳しくはP.15 も用いられます。生活習慣に不安がある読者の皆様も、一度自身のフィブリノーゲンをモニタリングされてみてはどうでしょうか。

検査値 1-D09 アンチトロンビンⅢ複合体（TAT）

基準値 3.0 ng/mL以下 　　　　　　TAT：Thrombin-Antithrombin Ⅲ complex

アウ値

↑ **3.0** ng/mL

● アンチトロンビンⅢ複合体とは

TAT は、凝固亢進させるトロンビンと、その制御因子であるアンチトロンビンの複合体のことです。TAT をみることで、凝固活性化状態を把握することができます。

病型	血液	疾患	症状	D ダイマー
線溶抑制型	TAT ↑ PIC －	敗血症	臓器症状	微増
線溶亢進型	TAT ↑ PIC ↑↑	腹部大動脈瘤 急性前骨髄性白血病	出血症状	上昇

（軽 ↕ 重）

↑ 高値：DIC、DVT、脳梗塞、心筋梗塞、その他血栓症　など

離床の留意点

TATが高値の場合、血栓症が存在している可能性があることを意味します。離床の前は、DVTなどの血栓の検索をするようにしてください。

データに関するQ&A

Q 敗血症などに合併するDICは凝固亢進状態なので、TATが上がることが多々あります。実際は、DICに対してTATはどのように用いられるのでしょうか？

A TATは、まず凝固が亢進してトロンビンの生成量が増加し、それに反応して反対の力であるアンチトロンビンも増加し、その複合体が高値になるという仕組みです。そのため、TATが上昇する背景には凝固亢進状態があります。敗血症などの炎症性疾患は、必ずと言っていいほど凝固系の亢進を伴います。その中でも、DICの合併は、死亡率を上昇させる重要な問題ですが、原因疾患によって凝固優位のものと線溶優位のものにわかれ、その対処法も変わります。TATはその鑑別の一助になるマーカーであり、TATが高値であれば凝固優位のDICと判断します。凝固を抑制するために、トロンビンの拮抗としてアンチトロンビン製剤や、凝固抑制因子である、プロテインCの活性を亢進させるトロンボモジュリン製剤の投与を行うなど、抗凝固を促す治療の開始を検討します。

プラスミノーゲン（PLG）

基準値　75〜125 ％

PLG：Plasminogen

アウ値

↑ **130** %

↑ 高値：急性炎症性疾患、
　　　　経口避妊薬の長期投与　など

※ DIC の場合は、プラスミノーゲンをたくさん消費することによって低値になり、肝機能障害の場合は、産生が低下することで、低値を示します。

● プラスミノーゲンとは

PLGは肝臓で生成されるもので、血管内皮細胞からでてくるプラスミノーゲンアクチベータによって活性化されます。PLGが活性化するとプラスミンとなり、血栓を溶かす役割を果たします。

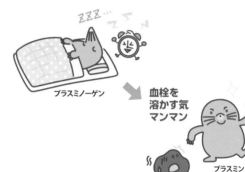

プラスミノーゲン

血栓を
溶かす気
マンマン

血栓

プラスミン

離床の留意点

プラスミノーゲンの高値は、炎症によっても血栓によっても引き起こされるため、離床の際は背景にある炎症疾患や血栓症の検索が必要です。またプラスミノーゲンが亢進している場合、出血のリスクや輸血の必要性を考慮しなければいけません。

データに関するQ&A

Q プラスミノーゲンの数値を、臨床で使用する場合はどんな時ですか？

A プラスミノーゲンの数値は、炎症や血栓の状態を把握する際に使用します。プラスミノーゲンは、炎症や血栓によって線溶系が活性化しているときに高値を示します。炎症や血栓で形成されたフィブリンの塊は、そのままでは治癒を促されません。線溶系によって分解されたあとに、治癒を促す繊維芽細胞の集積や血管新生が起こります。つまり、線溶系は創傷部の治癒に欠かせない過程であることがわかります。敗血症などの凝固亢進型のDICが有名ですが、腹部大動脈瘤や白血病を背景とした場合は、線溶亢進型のDICを引き起こすことがあります。この線溶亢進型DICでは、線溶が著しく活性化された結果、易出血傾向となります。そのため離床を行う際は、出血リスクを考慮する必要があり、凝固因子が不足している場合は、迷わず輸血を検討します。また凝固亢進型のDICとは異なり、線溶亢進型DICの治療は線溶を抑制する必要があるので、ナファモスタットメシル塩酸塩などを使用 します。

α2プラスミンインヒビター・プラスミン複合体（PIC）

検査値
1-D11

基準値　0.8 μg/mL以下　　　　PIC：α2-plasmin inhibitor / plasmin cmplex

アウ値

↑**0.8** μg/mL

↑ 高値：DIC、
　　　急性前骨髄球性白血病（APL）、
　　　腹部大動脈瘤、膵炎　など

▶ α2プラスミンインヒビター・プラスミン複合体（PIC）とは

線溶を起こすプラスミンの働きを制御しているのがα2プラスミンインヒビターで、これらの複合体をPICといいます。血栓の溶かし過ぎを防ぐ役割を担っています。線溶系が亢進すると、このPICが上昇します。

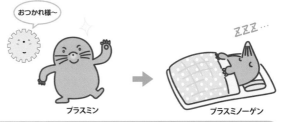

離床の留意点

PICの高値は線溶系の亢進を意味するため、易出血傾向となります。他のパラメータと併せて評価し、過度なROMエクササイズや移乗時の打撲を避けるよう、慎重にアプローチしましょう。PICの値が離床の判断に影響を与えることは少ないかもしれませんが、PICの値は背景疾患の重症度に起因しているので、DICや白血病などの上昇度が高い場合は、治療を優先し、治療後の離床を考慮しましょう。

データに関するQ&A

Q 臨床におけるPICは、結局どのように使用していけばいいのですか？

A PICの測定は、TATと同じように、今の凝固異常の状態が、凝固亢進によるものか、または線溶系亢進によるものかの鑑別に使用されます。臨床ではプラスミンの測定が困難なこともあり、その代用としてPICを線溶亢進状態のマーカーとして使用する施設もあります。凝固が亢進しているのか、線溶が亢進しているのかは、今まで説明してきたマーカー（FDP、Dダイマー、フィブリノーゲン、TAT、PICなど）を総合的に判断する必要があります。また背景にある原因疾患の病勢も考慮します。敗血症の初期で炎症が上昇中のため凝固が活性しているのか、または敗血症が進行して多臓器不全となり、凝固因子が枯渇して凝固能が低下し、見かけ上、線溶系が優位になっているだけかなど、臨床所見と合わせての判断も必要となります。凝固のカスケードはとても複雑なようで、理論立てていけば非常に単純な流れであることがわかります。得られた情報をひとつひとつ組み合わせて、凝固線溶状態を把握しましょう。

血糖値（BS・GLU）

基準値　空腹時　78〜99 mg/dL

BS：Blood Sugar
GLU：Glucose

▶ 実践！離床完全マニュアル2　P.70参照

アウ値

↑ **170** mg/dL
↓ **70** mg/dL

↑ 高値：糖尿病、膵炎、肝炎　など
↓ 低値：低血糖、インスリノーマ　など

インスリンが細胞に
糖を渡しているのね！

▶ 血糖値とは

血液中のブドウ糖濃度のことを血糖値といいます。糖尿病の判定には、空腹時血糖が 126mg/dL 以上が一つの診断基準です。特に血糖値が 170mg/dL を越えると、尿にブドウ糖が漏れ出て尿糖が陽性 ▶ 詳しくはP.96 となります。

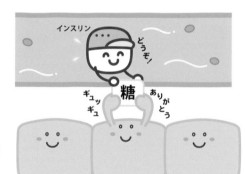

インスリン
どうぞ！
ギュッ
ギュ
糖
ありがとう

離床の留意点

糖尿病患者さんに対して、最も気をつけなければならないことは低血糖発作です。食前や投薬後に離床や運動を行った際に、冷や汗をかいたり、悪心を訴える場合には低血糖を疑い、離床を一旦中止しましょう。ベストな運動や離床のタイミングは、食後の過血糖が抑えられ、食前の低血糖を回避できる、食後1時間くらいとされています[29]。

豆知識

糖尿病と脱水の関係

糖尿病患者さんの離床時は、脱水症状にも要注意です。高血糖の状態では、血管内のブドウ糖濃度が上昇し、血管外との濃度の差が生じます。その濃度差を是正するため血管外から水分を血管内に引き込もうとします。結果、血管内の水分が増え、増加した水分を尿として排泄しようとするため多尿となり、脱水傾向となります。脱水時に離床すると、起立性低血圧から失神する恐れがあるので、血圧に注意して離床を進めましょう。

データに関するQ&A

Q1 糖尿病の１型と２型の違いは何でしょうか？

A1 1型糖尿病と2型糖尿病の大きな違いは、インスリンが分泌されるか、されないかです。インスリンの役割は、血中内にあるブドウ糖を細胞に送り込むことであり、細胞内に送り込まれたブドウ糖はエネルギーに変わります。1型糖尿病は自己免疫機序によって、膵β細胞の破壊をもたらし、インスリンを分泌することができません。一方、2型糖尿病では、インスリンは分泌されるものの、生活習慣や遺伝などが影響し、インスリンが効きにくくなる病態です。インスリンを出すことのできない1型糖尿の方は、インスリン治療が必ず必要となります。そのため、いつ、どのような種類のインスリンを使用したのかを把握した上で離床・運動療法を行わないと、低血糖症状をきたし、患者さんを危険な目に遭わせてしまいます。

Q2 糖尿病の治療薬別にみた離床の留意点は何ですか？

A2 糖尿病の治療薬は、種類によって効果が異なります。治療薬別に副作用をまとめましたので、下の表に示された副作用に留意して離床を進めてください。

	治療薬	一般名	注意すべき副作用
インスリンの分泌を促進する薬	スルホニル尿素薬（SU薬）	アマリール・オイグルコン・グリミクロンなど	低血糖・体重増加
	即効型インスリン分泌促進薬（グリニド薬）	グルファスト・シュアポスト・スターシスなど	低血糖
	DPP-4阻害薬	エクア・グラクティブ・ネシーナなど	便秘
肝臓からの糖放出を抑制する薬	ビグアナイド薬（BG薬）	グリコラン・シベトスなど	食欲不振・嘔吐・下痢
インスリンの効きを促進する薬	チアゾリジン薬	アクトスなど	浮腫・体重増加
糖の吸収を遅延させる薬	αグルコシダーゼ阻害薬	グルコバイ・セイブル・ベイスンなど	腹痛・下痢・腹部膨満感・放屁増加
尿細管における糖の再吸収を阻害する薬	SGLT2阻害薬	カナグル・スーグラ・フォシーガ・ルセフィなど	尿路感染・脱水・筋力低下[※]

※糖の不足から筋内のアミノ酸を代替エネルギーとして使用するため

グリコヘモグロビン（HbA1c）

基準値 4.6〜6.2％

▶ 実践! 離床完全マニュアル2　P.70参照

アウ値

↑ **8.4**%

↑ 高値：糖尿病　など

● **グリコヘモグロビンとは**

グリコヘモグロビンは、赤血球中のヘモグロビンとブドウ糖が結合してできたものです。過去1〜2ヶ月の平均的な血糖を知ることができるため、糖尿病検査として重要な指標です。

離床の留意点

グリコヘモグロビンの数値だけで離床の可否を判断するのは危険です。なぜならば、グリコヘモグロビンは過去1〜2ヶ月の平均的な血糖を表しているため、糖尿病の状態が急速に変化しているときや、出血を起こしているときなどでは、平均血糖値と乖離することがあるため注意が必要です。直近の血糖値の把握、離床時の意識レベルやバイタルサインなどを確認しながら離床を進めましょう。

データに関するQ&A

Q グリコヘモグロビンは、なぜ1〜2ヶ月前の平均的な血糖値を示すのでしょうか？

A 高血糖状態が長期間続くと、血管内の余分なブドウ糖は体内の蛋白と結合する性質を持っています。そのため、高血糖状態で血中に余っているブドウ糖は、赤血球の中に大量に存在する蛋白であるヘモグロビンと結合しやすくなるのです。赤血球の寿命は約4ヶ月といわれており、そのうちの赤血球が半分入れ替わる時期（血中半減期）が1〜2ヶ月のため、グリコヘモグロビンは過去1〜2ヶ月の平均的な血糖値を反映しています。

豆知識

高齢者の血糖管理

グリコヘモグロビンの管理する目標値は、患者さんの年齢・認知機能・身体機能（基本的ADLなど）・併存疾患・重症低血糖のリスクなどによって設定します。特に高齢の糖尿病患者さんでは、合併症や併存疾患により低血糖症状のリスクが高いため、高値で設定されることがあります。

グリコアルブミン（GA）

基準値　11〜16 %

GA：Glyco Albumin

アウ値

↑ **24.0** %

↑ 高値：糖尿病　など

▶ グリコアルブミンとは

グリコアルブミンは血液中の蛋白質の大半を占めているアルブミンが糖化されたものです。過去1〜3週間の平均的な血糖を知ることができます。グリコヘモグロビンではわかりにくい、比較的短期間に起きた血糖レベルの変化を知ることができます。

離床の留意点

糖尿病患者さんは自律神経障害を合併していることが多く、起立性低血圧が生じることがあります。離床の際には段階的に行い、起立性低血圧を予防する必要があります。また食後は内蔵に血液が供給され、より血圧が低下しやすくなるため、食後の離床や運動療法は避けましょう。糖尿病性網膜症を合併している場合は、頭部が心臓より低い位置での姿勢が長く続くと、眼底への血流が増加するリスクがあるため、このような姿勢での運動やポジショニングには注意が必要です。

データに関するQ&A

Q グリコアルブミンとグリコヘモグロビンは何が違いますか？

A グリコアルブミン（GA）は過去1〜3週間の平均的な血糖を知ることができ、グリコヘモグロビン（HbA1c）は過去1〜2ヶ月の平均的な血糖を知ることができます。グリコアルブミンは、血糖の変動が大きい1型糖尿病・短期間での血糖コントロールを確認したいとき・貧血や透析療法を行っているときなど、グリコヘモグロビンでは正しく血糖の状態が把握できない時や、頻繁な血糖管理を要する妊娠糖尿病の方に測定します。また、グリコアルブミンはグリコヘモグロビンの約3倍の値を示しますが、その比率がかけ離れているときには、血糖値の急激な変化やアルブミンの代謝異常などが関係していることがあります。

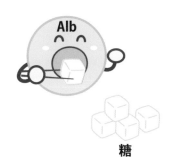

糖

亜鉛（Zn）

基準値　80〜130 μg/dL

▶ 実践！ 離床完全マニュアル2　P.20参照

アウ値

↓ **60** μg/dL

↓ 低値：味覚障害、貧血、低栄養、
　　　骨粗鬆症　など

▶ 亜鉛とは

体内での生理的作用は、骨格の発育や味覚、免疫機能などに働いています。このほかにも、亜鉛はビタミンA代謝にも関与していて、亜鉛が欠乏することで、レチノール結合蛋白合成が低下します。そのため、創傷治癒が遅れ、褥瘡が良くならない症例も少なくありません。

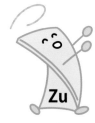
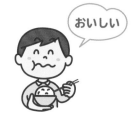

おいしい

亜鉛君

離床の留意点

亜鉛欠乏の患者さんは、味覚障害・食思不振により低栄養状態となっている可能性があります。負荷をかけすぎると、低栄養を助長する可能性があるため注意しましょう。また、亜鉛欠乏が、疲れやすい、モチベーション低下など、離床に協力できない原因となっている可能性も考慮する必要があります。

データに関するQ&A

Q 亜鉛欠乏にならないためにはどうしたら良いのでしょうか？

A 亜鉛は身体の中で生産することができないため、食事等を通じて外から摂取するしかありません。国民健康・栄養調査報告[30] では、日本人の亜鉛摂取量は、不足気味であると示されています。ではどのように摂取することが効率的なのか？その答えを記します。
亜鉛を多く含む食材とは「牡蠣」が有名ですが、もっと身近な食べ物で摂取できる対象物に「ご飯」があります。ご飯なら、亜鉛が日頃から摂取できるので、しっかりと食事をとるように心がけてみてください。

検査値 1-F02 銅（Cu）

基準値 73-149 μg/dL

▶ 実践! 離床完全マニュアル2　P.20参照

アウ値

↓ 70 μg/dL

↓ 低値：貧血、白血球減少、
　　　骨粗鬆症　など

● 銅とは

微量元素の一つで、ヘモグロビンの原料である鉄を運び造血作用、骨や血管を正常に保ったり、脳内にも存在し脳の働きを助けるなど、多くの役割を果たしています。また、銅は創傷治癒の役割も担っていて、銅が不足すると、コラーゲンの合成能や組織の強度を増す架橋結合能が低下し、治癒を遅らせてしまうことになります。

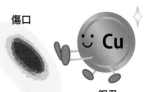

傷口　　銅君

離床の留意点

低値の場合、貧血に注意が必要です。銅が欠乏すると、トランスフェリン ▶ 詳しくはP.43 と鉄の結合が起こらなくなり、ヘモグロビンが生産されず、貧血となります。他にも銅は様々な役割を担っているため、欠乏により脊髄，視神経，末梢神経の障害を呈したとする報告[31] もあります。離床前に、息切れやしびれなどの症状がないか把握しておくのも大切なケアです。

データに関するQ&A

Q 同じ微量元素である銅と亜鉛の関係について教えてください。

A まず、微量元素から説明していきます。微量元素とは、ミネラルとも呼ばれ、体内に極めて少量しか存在しない金属のことです。銅と亜鉛は、拮抗する性質があり、血清亜鉛が多くなると銅の吸収が抑制され、銅欠乏を呈して貧血を引き起こす症例も少なくありません。亜鉛含有量の多い製品を連日投与する際には、銅の欠乏に注意しましょう。

豆知識

ミネラルに影響を与える臥床期間

1週間程度の短い臥床であれば影響は少ないものの、3週間以上の長期臥床では、亜鉛と銅の尿・便への排出量が上がることが示されています。不必要な臥床は減らし、可能なら離床を進めることが、微量元素にも関与することに留意しましょう。

Thromboelastography Thromboelastometry

〜point of care でつかむ凝固・線溶障害〜

　凝固・線溶系の検査は、説明してきたように多角的な検査が可能です。血小板、各凝固因子、凝固線溶系マーカー（TAT、PIC）など様々な指標が提示されています。しかしながら、これらは一定のコンセンサスが得られ、標準的な評価ができる一方で、欠点もあります。それは、検査結果が出るまでに60分程度と、非常に時間がかかるということです。凝固線溶系マーカーを外注依頼している病院では、検査結果が1週間後ということもあります。これでは重症交通外傷の出血性ショックなど、まさに今！の時点での凝固能を調べ、対処しなければ救命できないという緊急症例の場合、それまで使用していた指標が役に立たないこともあります。時間がかかるために推測で輸血を投与した結果、FFPの過剰輸血投与につながったという報告もあります。

　そこで近年、直近の凝固線溶状態をPoint of care で評価し、適切な治療にきりかえるために**Thromboelastography**という手法が開発され、実用化がはじまっています。これまでもPoint of care としてAPTTやACT（活性化凝固時間）などの測定は実臨床で行われてきましたが、凝固機能の一部の評価しかできない上に測定誤差が大きく、その評価は難しいのが現状でした。しかし、このThromboelastographyという手法では、**血小板機能**や**凝固能**だけでなく**線溶系の機能**も検査することができ、また検査結果が得られるまでの時間も10数分と従来の検査に比べて格段に短縮されました。

　現在では、Thromboelastography (TEG) やデジタル化された Thromboelastometry (ROTEM) といった装置が、救急外来や手術室での大量出血患者の凝固線溶系検査に使用され、その有用性を示すデータが増えてきています。しかし、ここにも欠点があり、1回の測定に1万円前後のコストがかかります。一般病院までに普及するには、まだ少し時間がかかるかもしれませんが、2020年4月より血液粘弾性試験は、開心術のみ保険適応となったので、今後間違いなく活躍していくことでしょう。試薬キットや簡易検査が行える本体開発など、まだまだ課題は残されているものの、これからのトレンドとして頭に入れておきましょう。

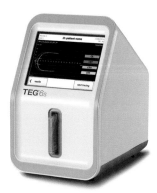

TEG® 6s

写真協力：ヘモネティクスジャパン合同会社

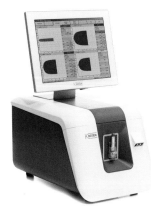

ROTEM® sigma

写真協力：株式会社アムコ

見逃しで失敗・・非常に大切な検査

〜急変を事前に察知！
尿検査・便検査・穿刺・採取液検査〜

A. 尿だけでここまでわかる！　尿・便検査のみかた

B. 身体の中は水が基本！　穿刺・採取液検査のみかた

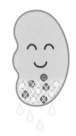

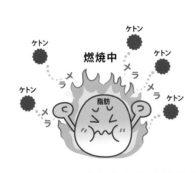

尿量

基準値　1日あたり 1,000〜1,500 mL

▶ 実践！ 離床完全マニュアル 2　P.107参照

アウ値

↓ **1,000** mL

▶尿量とは

血液中の水分や老廃物が、腎臓で濾過されて生成された液体です。

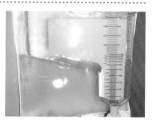

⬇ 低値： 脱水、腎不全、心不全　など

離床の留意点

尿量が低値（1,000mL以下）の場合、脱水により循環血液量が不足している可能性があります。起立性低血圧に注意しながら離床を進めていきましょう。また、尿量が 0.5mL/kg/時以下が続くと重篤な腎障害が疑えるため、離床は控えた方がよいでしょう。

データに関するQ&A

Q 尿量が3,000mL以上とたっぷり出ているときの離床は？

A 尿がしっかりと出ていることは良いことです。ただ、少し注意が必要な場合もあります。それは利尿薬を使用しているときです。利尿薬を使用し、In Out バランスが Out に傾いている場合は、起立性低血圧を起こしやすいので、注意して離床を進めましょう。

利尿薬でよく耳にするループ系利尿薬のラシックスは、水と一緒に電解質も尿として排泄するため、電解質のバランスが崩れやすくなります。このときは不整脈の有無や、不整脈による血圧低下も考慮しながら離床を進めます。また、V2受容体選択的アンタゴニスト（サムスカ）は、体の中の水だけを選択的に尿から出す、強力な水利尿作用を持つ薬です。水だけを尿から出すので電解質は大丈夫だと安心してはいけません。水が多く排泄されることで、相対的に電解質が多くなり[1]、結果として電解質バランスが崩れる可能性があります。血液データで電解質のバランスに注意しながら離床を進めましょう。

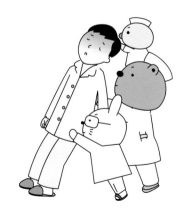

尿比重

基準値 1.007〜1.025

▶ 実践! 離床完全マニュアル2　**P.107参照**

アウ値

↑ 1.030

↑ 高値：脱水、糖尿病　など

▶ 尿比重とは

尿中のナトリウム、尿素、糖、蛋白質など溶質成分の含量を示す値のことです。蒸留水（1.000）に対する尿の比重を調べているため、数値が高いほど溶質成分の濃い尿が排出されていることがわかります。

濃縮尿　　　希釈尿

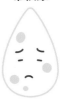

離床の留意点

尿比重が高値（1.030以上）の場合、脱水による循環血液量の不足に配慮が必要です。起立性低血圧に注意しながら離床を進めていきましょう。また、尿比重が低値（1.010以下）の場合は、利尿剤の使用を考慮して、不整脈の出現に注意しながら離床を進めましょう。

データに関するQ&A

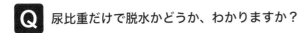

Q 尿比重だけで脱水かどうか、わかりますか？

A 高齢者は尿を濃縮する能力が低下していることが多く、尿比重が低く出やすい傾向にあります。したがって、高齢者の場合は、尿比重の値だけで脱水かどうかを判断するのは危険です[2]。

また、飲水制限時や早朝の尿であれば、尿比重が1.030以上になることがあり、また、あるタイミングでとった尿がたまたま水を飲んだ直後であれば、尿比重が1.010以下になる可能性もあります。

以上のように、尿比重だけで脱水かどうかを判断する時は、注意が必要です。臨床的には尿比重に加えて、ツルゴールや腋窩の乾燥、口腔内の乾燥などフィジカルアセスメントも踏まえながら、総合的に判断していきましょう。

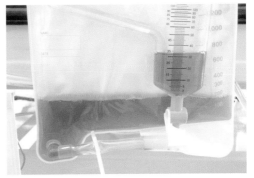

尿蛋白

基準値　定性検査　陰性　定量検査150 mg以下

アウ値

定性検査 **4+**

⬆ 定量検査 **350** mg 以上

⬆ 高値：ネフローゼ症候群、
　　　　糸球体腎炎、尿路感染　など

▶尿蛋白とは

本来なら、腎臓できれいに濾過され再び血液に
戻るはずの蛋白質が、尿に漏れ出したものです。

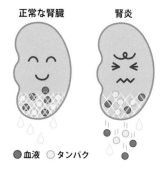

正常な腎臓　　　　　腎炎

●血液　○タンパク

離床の留意点

離床や運動により、尿蛋白が増えていないかを確認しながら離床を続けていきましょう。離床や
運動の負荷が強すぎると、腎血流が減少し、腎機能が悪化する恐れがあります。

データに関するQ&A

Q 尿蛋白は、プラス から マイナス になれば大丈夫ですか？

A 定性検査（試験紙を使ってする検査）の場合は、検査値が尿
蛋白 プラス から マイナス になっても、注意が必要です。定
性検査では、検出最低値が20mg/dLなのに対して、定量検査では
もっと細かく、2mg/dLまで検出できます[3]。つまり、定性検査の
場合は、尿蛋白が出ていても、マイナスと表示される可能性がある
ということです。こういうときこそ、フィジカルアセスメントの出
番です。他の数値や身体の状態をみて、評価することが大切です。
たとえばネフローゼ症候群なら、尿蛋白値の経過に加えて、足の浮
腫、体重、尿の泡立ちの経過も加味しながら、離床レベルを検討し
ましょう。

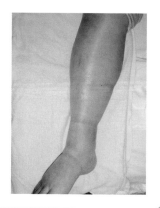

尿pH

基準値　4.5 〜 7.0

アウ値

⬇ **4.5**

▶尿pHとは

尿が酸性かアルカリ性かを表すものです。正常の尿は平均6.0（下図）の弱酸性に保たれています。検査キットの数値や測定紙を用いて色で判断する方法があります。

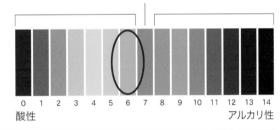

| 0 | 1 | 2 | 3 | 4 | 5 | 6 | 7 | 8 | 9 | 10 | 11 | 12 | 13 | 14 |

酸性　　　　　　　　　　　　　　　　　　　アルカリ性

⬇ 低値：代謝性 / 呼吸性アシドーシス、運動、肉類の摂取　など

離床の留意点

尿pHがアシドーシスに傾いている場合には、重度の疾患である可能性が高いため注意しましょう。離床前に、呼吸数が普段より増加していれば、まずは血液ガス分析を行うことをチームで検討しましょう。血液ガスでアシドーシスが認められた場合は、原因・治療に合わせて離床を検討していきましょう。

データに関するQ&A

Q 尿pHってどのくらい信用できるの?

A 結論から言うと、尿pHだけでアシドーシスやアルカローシスという病態を判断するのは難しいです。

それは、食事摂取状況や運動の状況により、尿pHは変動するからです。たとえば、肉類など酸性食品を摂取した後では、尿pHが低下し、アシドーシスを示す可能性があります[4]。

一度の検査で、尿pHが酸性・アルカリ性のどちらかに傾いたからといって、すぐに判断するのではなく、持続的に尿pHの異常が認められたときに、血液ガス分析を行うなどの対応を検討しましょう。

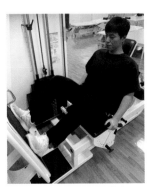

運動によって尿pHは変動する

尿糖

基準値　定性検査　陰性　定量検査　130 mg以下

アウ値

定性検査　陽性　3+

⬆ 定量検査　500 mg

▶ 尿糖とは

尿の中に含まれる糖のことです。

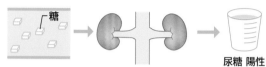

| 糖 |

血糖値が高い方　→　高い血糖値を下げるため尿で排泄　→　尿検査

尿糖 陽性

⬆ 高値：糖尿病、ステロイド投与、腎障害　など

離床の留意点

血液中の糖が多くなりすぎると、脱水による起立性低血圧を生じやすくなります。腎臓は、多量の水分と一緒にブドウ糖を尿として排泄するようになり、尿の回数が増えます。尿量や尿の回数をチェックし、多尿になっている場合は、飲水を促すなどして、離床していきましょう。

データに関するQ&A

Q 尿糖が陽性の場合は、必ず糖尿病といえますか？

A 尿糖が陽性という所見だけでは、糖尿病とは判断できません。糖尿病の診断には、血糖値やHbA1cの測定が必要です[5]。尿糖陽性を認めた場合、糖尿病という既往歴がはっきりしなければ、チームで血糖値やHbA1cの測定を検討しましょう。もし、糖尿病であれば、血糖値や尿ケトン体、糖尿病合併症の程度によって、離床の負荷を調整しましょう[5]。血糖値やHbA1cが正常な場合は、体質的に尿細管での糖の再吸収能力が低い「腎性糖尿」である可能性があります[6]。腎性糖尿の場合は、特に治療が行われず、経過観察となりますので、段階的に離床レベルをアップしていきましょう。

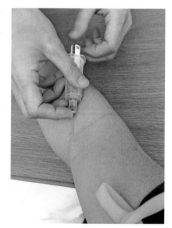

尿ケトン体

基準値　陰性

アウ値

↑ 陽性　2+

↑ 陽性： 糖尿病、長期絶食、嘔吐　など

▶尿ケトン体とは

脂肪をエネルギーに変えるときの、燃えカスのことです。

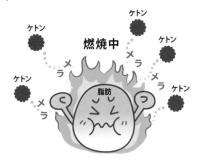

離床の留意点

尿ケトン体が陽性の場合は、必ず血糖値もセットで確認しましょう。尿ケトン体が陽性、かつ空腹時血糖値が250mg/dL以上の場合は、積極的な運動は控えて、ADL程度（立ち上がりや歩行）の離床にとどめましょう。

データに関するQ&A

Q 糖尿病がないのに、尿ケトン体陽性の方がいます。
どうして尿ケトン体陽性は、積極的な運動を控えなくてはいけないのですか？

A ケトン体は、脂肪をエネルギーに変えるときの燃えカスです。人間の体は、炭水化物を効率よくエネルギーにできない場合に、脂肪をエネルギー源として利用します。つまり、尿ケトン体が陽性ということは、炭水化物を効率よくエネルギーにできていない状態といえます。この状態で運動をすると、よりいっそう脂肪をエネルギー源として利用し、ケトン体が増えます。ケトン体は酸性の物質なので、ケトン体が増えると、身体はどんどん酸性に傾いていき、なおさら身体の代謝を悪くすることになります。このような理由から、ケトン体が陽性のときは、積極的な運動は控えるなどし、チームで負荷を相談しながら離床を進めていきましょう[5]。

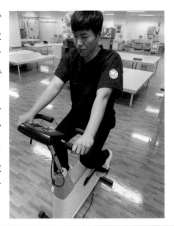

便潜血反応

検査値 2-A07

基準値　陰性

アウ値

陽性

▶ 便潜血反応とは

便に血が混ざっているかを検査するものです。陽性の場合には、消化管のなかのどこかで出血している可能性があります。

豆知識

便潜血反応を見る検査法

便潜血反応を見る検査法には、便潜血検査化学法と便潜血検査免疫法があります。化学法は、赤血球中のヘムを酵素反応で検出します。免疫法は、ヒトヘモグロビンに対する抗体で便中のヘモグロビンを検出します。化学法で偽陽性になるものでも、免疫法では陽性にはならないため、現在は免疫法が主流です。

⬆ 陽性：消化管出血、胃潰瘍、胃がん、大腸がん、痔核　など

離床の留意点

便潜血が陽性の場合、なんらかの消化管出血が発生している可能性があり、出血が続くと、下血や血便など、肉眼的に消化管出血とわかるような便性状になっていきます。そのような場合には、出血による循環血漿量減少性ショックに注意しましょう。離床時は、頻回なバイタルサインの測定を心掛け、失神やめまいなどがみられないかチェックしましょう。

データに関するQ&A

Q 便潜血が陽性であった場合、次にどのような検査が行われますか？また、消化管出血が疑われるということですが、すぐに行う治療はありますか？

A 偽陽性の場合があるため、まずは再検査を行います。日を変えて検査することがほとんどですが、2回目も陽性である場合には、出血している場所を調べるために、消化管内視鏡検査や造影CT検査などが行われます。また、治療に関しては、便潜血反応のみが陽性で、脈拍数や血圧などのバイタルサインが安定している場合には、緊急で処置を行うことはほとんどありません。まずは、どこで出血しているのかを検査し、その場所や出血の状況に応じて治療が行われます。この場合にも関係者で方針を共有しておくとよいでしょう。

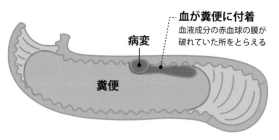

血が糞便に付着
血液成分の赤血球の膜が破れていた所をとらえる

病変

糞便

検査値 2-A08 便性状

▶ 脳卒中急性期における看護ケアとリハビリテーション完全ガイド　P.38参照

所見

タイプ1 兎糞便		木の実のようなコロコロした硬い固まりの便
タイプ2 塊便		短いソーセージのような固まりの便
タイプ3 やや堅い		表面にひび割れのあるソーセージのような便
タイプ4 普通便		表面がなめらかで柔らかいソーセージ、あるいはへびのようなとぐろを巻く便
タイプ5 軟便		はっきりとした境界のある柔らかい半分固形の便
タイプ6 泥状便		境界がほぐれてふわふわと柔らかいお粥のような便
タイプ7 水様便		固まりのない水のような便

ブリストル便形状スケール[7]

▶ 便性状とは

便に水分が多く含まれていると柔らかい便に、水分があまり含まれていないと固い便になります。最も硬い便を1として、柔らかくなるごとに7段階に分けられています。4が理想形、1～2が硬便、3～5が正常便、6～7が軟便とされています[7]。

1：小塊が分離した木の実状の硬便・通過困難
2：小塊が融合したソーセージ状の硬便
3：表面に亀裂のあるソーセージ状の便
4：平滑で柔らかいソーセージ状の便
5：小塊の辺縁が鋭く切れた軟便・通過容易
6：不定形で辺縁不整の崩れた便
7：固形物を含まない水様便

離床の留意点

硬便では、離床や運動により、腸管の蠕動運動が起こり、吐き気や腹痛がみられることがあります。硬便になっている背景として、水分不足の場合がありますので、起立性低血圧など、バイタルサインの変化に注意しましょう。一方、ブリストル便形状スケール7の水様便のときも、離床や運動により腸管の蠕動運動が悪化し、吐き気や腹痛がみられることがあります。また、腸管から水分が多く出ていくと、水分不足になることがありますので、やはり起立性低血圧など、バイタルサインの変化に注意しましょう。

データに関するQ&A

Q 離床は便性状にどのような影響を与えますか？

A 離床は便性状を良い状態に維持する欠かせない運動の一つです。排便コントロールにも欠かせません。一方、便秘は、離床やリハビリテーションにおいて阻害因子になることがあります。離床時に排便をサポートする際には、前傾姿勢になると、腹筋が緊張し腹圧がかかりやすくなり、曲がっていた直腸がまっすぐになり、排便しやすくなりますので、忘れずに指導してください。

胸水

所見

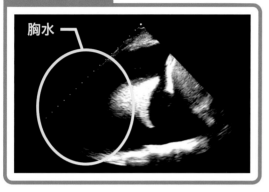

胸水

●胸水とは

胸膜腔内で異常に多量の液体が貯留した状態、もしくはその液体のことをいいます。胸水は、内容による分類（漿液性、血性、乳び性、膿性）と、性状による分類（滲出性、漏出性）をもとに病態を考えていきます。

> 漏出性：うっ血性心不全、肝硬変
> 　　　　ネフローゼ症候群　など
> 滲出性：肺炎、胸膜炎、悪性腫瘍　など

離床の留意点

胸水貯留を認める場合には、同じ姿勢を続けていると無気肺になるため、体位変換や離床を行うことが大切です。ただし、大量の胸水貯留を認める場合には、体位変換時に胸腔内圧の変化を起こし、急激な換気血流不均衡から、低酸素を起こすことがあるので注意が必要です。また、胸水穿刺後は、座位とすることが大切です。腹腔内圧による胸腔圧迫を防ぎ、無気肺の解除がしやすい環境となります。穿刺後に気胸になっていないことを確認し、積極的に座位にしましょう。

データに関するQ&A

Q 胸水穿刺や胸腔ドレーンで胸水をドレナージするとき、抜き過ぎないことに要注意と聞きました。どのくらいを限度・目安とするのでしょうか？

A ドレナージする量においては1000〜1500mL以下が推奨されていますが、明確なデータはありません。胸水穿刺・ドレナージを行うと、今まで胸水が占めていたスペースがなくなり、無気肺となっていた肺が一気にひろがります。その広がった肺で、血流が増加し血管透過性が亢進した結果、再膨張性肺水腫という病態を起こすことがまれにあります。心不全のように、ピンク色の漿液性の痰が出はじめて、低酸素血症を合併します。重症の場合は、人工呼吸器が必要になることもあります。再膨張性肺水腫の発症率は、1%以下という稀有な病態ではありますが、死亡率は20%に及ぶという報告もあり、医療従事者は必ず知っておかなければなりません。再膨張性肺水腫になるリスクはいくつか指摘されていますが、明確な根拠のある定義はないのが現状です。その1つとして、3日以上胸水などで無気肺となっていた肺に、急激に（1時間以内など）陰圧をかけて（20cmH$_2$O以上）ドレナージすることで、発症する可能性が高くなると指摘されています。大量に胸水をドレナージする際はゆっくり（2〜3時間以上）行い、発症しやすいドレナージ後5時間以内は、経過観察しましょう。また、大量胸水で急速にドレナージした場合、NPPVなどの予防になるという報告もありますが、これもまだはっきりわかっていません。

腹水

2章

所 見

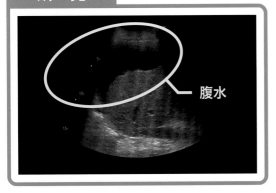

腹水

● 腹水とは

腹腔内で、異常に多量の液体が貯留した状態、またはその液体のことをいいます。胸水と同じように、内容による分類 (漿液性、血性、膿性、消化管内容物) と、性状による分類 (滲出性、漏出性) があります。

血性：出血、癌性腹水　など
　　　出血源の検索や細胞診などの検査が必要です。
膿性：感染　など
　　　腹水中の好中球が 250/μL以上ある場合は、特発性細菌性腹膜炎のような重篤な病態に注意です。

離床の留意点

腹水で一番問題なのは、大量腹水が横隔膜の運動を阻害する場合です。中途半端に頭部だけを上げるヘッドアップは、腹圧があがり、横隔膜の運動が阻害される可能性があります。また、腹水のある患者は、端座位より、立位や歩行をトライしたほうが、腹圧が下がるため、呼吸が楽になるかもしれません。

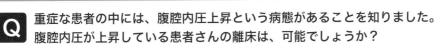

データに関するQ&A

Q 重症な患者の中には、腹腔内圧上昇という病態があることを知りました。腹腔内圧が上昇している患者さんの離床は、可能でしょうか？

A 腹腔内圧が20mmHg以上を示す場合には、離床を行うことはできません。その値が20mmHg以下を保ち、臓器障害の進行がないことを確認してから離床を検討してください。腹腔内圧は、尿道バルーンを使用し測定します (図)。腹腔内圧の基準値は5〜7mmHgですが、12mmHg以上を「腹腔内圧上昇」、20mmHgより高くかつ臓器障害が進行している場合を、「腹部コンパートメント症候群」(ACS：Abdominal Compartment Syndrome) と定義します。ACSは、死亡率 40%の重篤な致死的病態であり、早期に穿刺やドレーン留置による腹水ドレナージや、外科的介入による腹腔内圧減少を目指す必要があります。腹水のドレナージを、ドレーンチューブなどを通して行う場合、ドレーンチューブによる腹腔内圧のモニタリングが可能となります。また血液・凝固の章で説明したような血小板、PT-INR、APTTなど、各種凝固因子をモニタリングし、出血などのリスクを必ず評価してください。

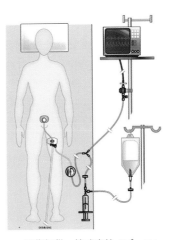

画像提供　株式会社メディコン

脳脊髄液

▶ 脳卒中急性期における看護ケアとリハビリテーション完全ガイド　P.21参照

所見

側脳室脈絡叢
モンロー孔
クモ膜顆粒
側脳室
脳脊髄液
第三脳室脈絡叢
中脳水道
（シルビウス水道）
第四脳室脈絡叢
第四脳室外側孔
（ルシュカ孔）
第四脳室正中孔
（マジャンディ孔）
脊髄中心管

▶ 脳脊髄液とは

脳室にある脈絡叢で生成され、くも膜下腔に出て、脳表面・脊髄表面を循環しています。髄液は、1時間に15mL程度生成され、総量は通常90〜150mL程度です。能脊髄液内圧は、髄液検査を行う体位（側臥位）で、通常8cmH$_2$O程度です。

血性混濁：くも膜下出血、腫瘍　など
細胞成分による混濁：髄膜炎、脳炎、
　　　　　　　　　　多発性硬化症　など

離床の留意点

胸水や腹水と同様、重要なのは圧のモニタリングと管理です。頭痛や嘔吐、認知障害の進行や意識障害などといった症状とともに、脳圧が20cmH$_2$Oを超える場合、脳の循環が悪くなり脳機能障害が進む可能性があります。髄液穿刺や髄液ドレナージなどを行い、脳圧が20cmH$_2$O以下で、安定してコントロールできるまで離床を行うことは避けましょう。

データに関するQ&A

Q 髄液検査後などに起こる脳脊髄圧減少症は、脳脊髄液がどの程度減った状態を指すのでしょうか？何か注意点などありますか？

A 起立時の頭痛などを伴い、脳脊髄液圧が6cmH$_2$O以下の場合、「脳脊髄圧減少症」といいます。通常の髄液検査では、3〜4本の試験官に合計10mL程度の髄液を採取しますが、初圧が6cmH$_2$O未満の場合や、10mL以上の髄液採取を行った場合は、特に起立時の症状に注意をしてください。従来、脳脊髄圧減少症の予防には、一般的な髄液検査後1〜数時間、枕なしで仰臥位安静にする方法が推奨されていました。しかし現在では、安静なし、または短時間の安静でも、頭痛や意識障害などの症状出現率に差がないことが指摘されています。髄液検査後は、必ず穿刺部からの出血や髄液漏出などがないことを確認し、起立や立位の姿勢をとったあと、15分以内に症状が増悪することが多いため、起立時の状態もしっかり確認しましょう。また、髄液検査などを行った当日は、運動や長時間の立位などは避け、なるべく多めに水分を摂取するよう指導しましょう。症状が持続する場合は、髄液が持続的に漏出している可能性もあるため、造影MRI検査などの検索を行い、しかるべき治療を行う必要があります。

骨髄液

所見

骨髄穿刺を行う部位

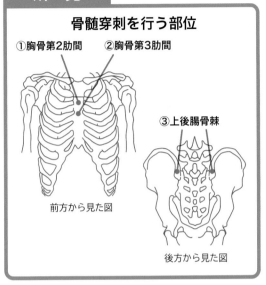

①胸骨第2肋間　②胸骨第3肋間

③上後腸骨棘

前方から見た図

後方から見た図

▶ 骨髄液とは

骨髄液とは、細胞と血管富んで組織液のことです。骨髄液の検査は、骨髄の組織液を、吸引または生検し、造血機能や血液疾患の原因検索、腫瘍細胞の有無などを調べます。血液疾患の診断や治療選択、治療効果判定などにおいて重要な検査です。

豆知識

骨髄からわかること

骨髄には通常、各種芽球（骨髄芽球、赤芽球、巨核芽球）が存在します。その芽球の増加、減少、消失などから各種病態を推測していきます。

離床の留意点

骨髄穿刺は現在、側臥位か腹臥位をとり、上後腸骨棘を穿刺する方法が主流です。侵襲的な検査であるため、穿刺する前に凝固因子などの止血機能をしっかり把握する必要があります。穿刺後は、5分程度圧迫止血を行い、その後、仰臥位で30分間安静にします。止血されたことが確認できれば離床可能です。

データに関するQ&A

Q 骨髄液検査と離床の関連についてあまりイメージがわかないのですが、何か注意点などはありますか？

A 骨髄液検査は侵襲的な処置ですので、通常の他の侵襲的処置と同じように、凝固と止血には細心の注意が必要です。離床は、合併症を起こさず安全に行うことが前提ですので、出血についてのモニタリングは厳密に行いましょう。しかし、骨髄液検査では、それ以上に大事なことがあります。それは骨髄液検査に至った原因疾患を把握することです。例えば、骨髄液検査で急性白血病が判明した場合、易感染状態ですから、離床を行う担当者は、スタンダードプリコーションをはじめとした徹底した感染予防を行います。患者さんに致死的な感染合併症を起こさせないよう、どの患者さんでもそうですが、特に骨髄液検査を行った患者さんに対する感染意識を高めてください。

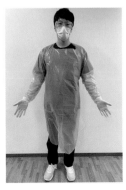

関節液

所 見

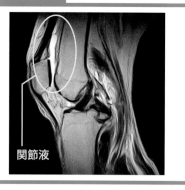

関節液

白金整形外科病院
瀧田勇二先生より提供

▶ 関節液とは

関節包の内部で、滑膜によって生成される透明で粘性のある液体。滑液とも呼ばれ、ヒアルロン酸を含んでいます。関節がスムーズに可動できるように、潤滑液の働きをしています。

血性：骨折、靭帯損傷　など
混濁：感染症、炎症　など

離床の留意点

血性のものや混濁した関節液の貯留を認めた場合、関節穿刺で、その原因を検索する必要があります。血性成分を認めた場合は、骨折や靭帯損傷などをレントゲンやCT画像検査、MRI画像検査で調べましょう。また細菌感染などによる混濁を認めた場合は、洗浄ドレナージを考慮する必要があります。検索なく離床を行うと、損傷の悪化、骨髄炎などの合併症を起こすことがあります。

データに関するQ&A

Q 関節穿刺をした後の患者さんや、
関節液の持続ドレナージをしている患者さんの離床で注意することはありますか？

A 関節液の貯留が顕著であり、熱感や疼痛などの症状を伴う場合、離床をする前に、関節液の性状とその原因の検索が必須です。血性であった場合は、その原因（骨折や靭帯損傷）に対する対処をしてから、離床を行わないと、現病の増悪につながってしまいます。また、細菌性の関節液の場合は、洗浄ドレナージを行わずに離床し、関節に過度に負荷をかけた結果、骨髄炎に進行することもあります。診断が確定し、しかるべき対処を行った後であれば、サポーターなどを装着することで離床が可能となります。しかし、疼痛などで離床が進まないことも多く、その場合は、ヒアルロン酸やキシロカインの関節内注射により、疼痛のコントロールを行いながら離床を試みます。また、関節への負荷軽減と冷却を同時に達成する水中での離床も、おすすめの離床形態のひとつです。

第3章

レントゲン画像の
「わかりません！」を解決する
異常所見のみかた

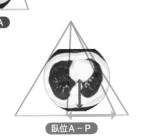

立位P－A

臥位A－P

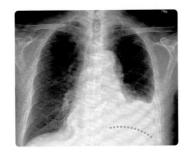

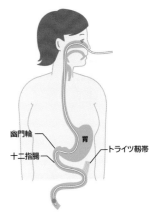

幽門輪

胃

十二指腸

トライツ靭帯

CP angle

CP angle：Costo Phrenic Angle

所見

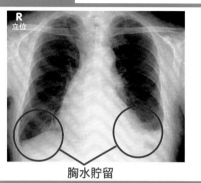

胸水貯留

● CP angle とは

肋骨と横隔膜が交差する部分を CP angle（肋骨横隔膜角）といいます。通常は鋭角（Sharp）ですが、通常より鈍角（Dull）になることを CP angle Dull（肋骨横隔膜の鈍化）と表現します。

鈍化の場合：胸水貯留　など

※下葉の無気肺でも鈍角に写ることがあります。

離床の留意点

胸腔ドレナーンが留置されている場合は、動作により挿入部への痛みが生じることがあるので、痛みを起こさない動作方法の指導や、鎮痛剤の使用も検討しましょう。胸水は、姿勢により移動しますので、離床前後で呼吸状態のアセスメントを行い、離床の効果の有無を確認しましょう。

データに関するQ&A

Q 胸水がどのくらい溜まるとCP angleはDullになるのでしょうか？

A CP angleには明確な基準がないため、以前のX線画像と比較するとともに、呼吸状態のアセスメントを行うことが大切です。通常はCP angleは鋭角であり、胸水貯留に伴い鈍角に変化します。胸水は、壁側胸膜から産生され、臓側胸膜から吸収されることにより一定量（5〜10mL）を保っていますが、何らかの原因でこのバランスが崩れると胸水が溜まってきます。胸部CT画像では少量の胸水でも見つけることができますが、X線画像の場合、立位正面像で認識可能な胸水量は150〜200mLと言われています。胸水は下からたまってくるので、胸水が少ないうちは、正面像では横隔膜の影に隠れてあまり見えませんが、300mLを超えてくるとCP angle付近に円弧として見えるようになります。多量の胸水がある場合、肺葉が胸水によって押しつぶされ、圧迫性の無気肺を起こす危険があるため、胸水穿刺を行うかどうかを医師と相談して、離床を進めます。

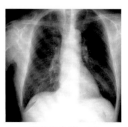

下からたまって

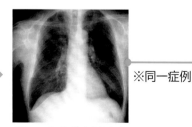

CP angle上がdullとなる

※同一症例

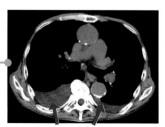

胸水の貯留を認める

CTR

基準値　50％以下

CTR：Cardio Thoracic Ratio

▶ 実践! 離床完全マニュアル2　P.134参照

アウ値

⬆ **50** ％（座位・立位撮影時）

⬆ **55** ％（臥位撮影時）

▶ CTRとは

胸郭に対する心臓の大きさの割合を表しています。心臓の陰影から循環血液量の増加を推測する指標となります。「心胸郭比」とも呼びます。

3章

⬆ 高値：心不全増悪　など

離床の留意点

CTRの拡大は、心不全増悪を疑います。検査データ（脳性ナトリウム利尿ペプチド：BNPやNT-proBNP）、血圧・心拍数・尿量の変化、処方薬の変更の有無を確認しましょう。あわせて自覚症状（息切れや喀痰）・むくみ・四肢の冷感・呼吸音など、フィジカルアセスメントを行い、病態を把握して、離床の可否を判断することが大切です。

データに関するQ&A

Q 心胸郭比（CTR）は、何パーセント以上が心拡大と判別されるのでしょうか。

A 通常、胸部X線撮影は、立位で後方からX線を照射しますが、病態によって立位で撮影できない場合は、ポータブル撮影機にて、背臥位や座位で前方からX線を照射して撮影します。後方から撮影されたものをP-A（Posterior-Anterior）像、前方から撮影されたものをA-P（Anterior-Posterior）像といいます。
体位と撮影方向の違いによりX線の入射方向が異なるため、P-AとA-Pでは、陰影と正常構造物との位置関係が変わってしまいます。CTRについても、P-A像かA-P像でアウ値が変わります。P-A像では、CTR 50％以上を心拡大と判断します。A-P像では、P-A像よりも心臓がX線照射装置に近いため、P-A像よりも心陰影が約1.1倍大きく写ります。A-P像では、CTR 55％〜57％以上を心拡大と判断することになります。

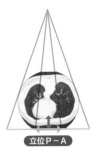

立位P−A

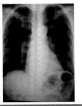

立位P−A
正常：50％以下

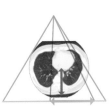

臥位A−P

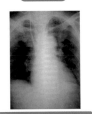

臥位A−P
正常：55％〜57％

バタフライシャドー

▶ 実践！離床完全マニュアル 2　P.134参照

所見

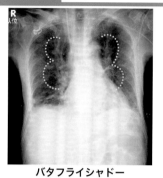

バタフライシャドー

● バタフライシャドーとは

蝶が羽を広げたような所見であり、心原性肺水腫の特徴的な画像所見です。肺水腫には、肺内に水分があふれ出る病態で、心臓に原因がある心原性と、心臓以外に原因がある非心原性があります。

心原性肺水腫：心不全増悪　など
非心原性肺水腫：敗血症、急性呼吸窮迫症候群　など

離床の留意点

肺水腫は心原性・非心原性のどちらも重症度が高い病態です。患者さんの病態・治療効果・画像所見・その他検査データやフィジカルアセスメントの結果をもとに、離床を進めるかを十分に検討しましょう。

データに関するQ&A

Q 心原性肺水腫と非心原性肺水腫の胸部X線所見の違いを教えてください。

A 心原性肺水腫と非心原性肺水腫の胸部X線画像では、心拡大の有無・胸水の有無・エアブロンコグラムの有無・血管影などの見え方に違いがあります（下表）。心原性肺水腫の原因として心不全がありますが、軽症では肺尖部の血管影が目立つ程度ですが、中等症になると血管壁から血漿成分が間質へと滲出し、カーリー線が出現します。重症になると肺胞性の肺水腫となり、バタフライシャドウ、胸水が見られるようになります。

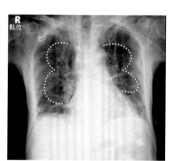

心原性肺水腫

心原性肺水腫と非心原性肺水腫の胸部X線所見の違い

	心原性肺水腫	非心原性肺水腫
心拡大	あり	なし
胸水	あり	なし
エアブロンコグラム	なし	あり
血管影（肺紋理）	目立つ	正常

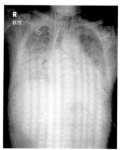

非心原性肺水腫

エアブロンコグラム

▶ 実践! 離床完全マニュアル2 P.133参照

所見

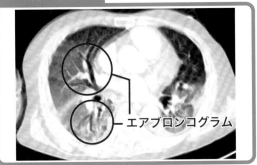

エアブロンコグラム

● エアブロンコグラムとは

本来は見えないはずの気管支の陰影が、浮き上がってみえることです。

3章

エアブロンコグラム：肺炎（肺胞性） など

離床の留意点

日本離床学会では、P/F比が200以下の場合は、端座位以上の積極的な離床は控えるべきとしています。P/F比が200以下の場合、肺炎の治療を優先し、腹臥位を用いた肺胞の保護を考慮し、デコンディショニング予防に努めましょう。

データに関するQ&A

Q エアブロンコグラムのメカニズムを教えてください。
なぜ、見えないはずの気管支の陰影が見えるようになるのでしょうか？

A 正常肺のX線画像やCT画像では、気管支の壁の厚さが0.5mm以上ある中枢部分のものしか見えません（抹消の気管支は見ることはできません）。肺炎球菌などから侵襲を受けると、肺胞に浸出液が溢れ出て肺胞が水浸しになり、コンソリデーション（浸潤影）が生じるため、肺野は白く映ります。一方、肺炎球菌は気管支内には病変を作らないため、気管支内は空気が残り黒く映ります。本来空気が溜まっていて見えないはずの肺胞が白く映り、気管支は黒く映るため、コントラストがついて、径が0.5mm以上ある気管支が可視化され、陰影として見えるようになります。

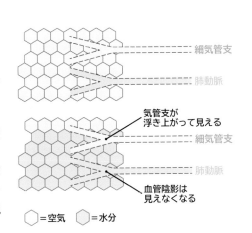

細気管支

肺動脈

気管支が
浮き上がって見える

細気管支

肺動脈

血管陰影は
見えなくなる

◯=空気　◯=水分

カーリー線

所見

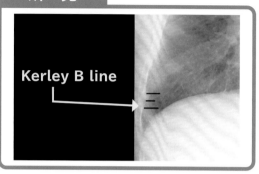

Kerley B line

▶ カーリー線とは

肺静脈とその周囲の間質（広義間質：動静脈・気管支周囲の結合組織）に、水が溜まって肥厚したときに、もともと見える太さではなかった血管が拡張して太くなり、線状影として認識される線のことです。

カーリー線：肺水腫（心不全増悪）、癌性リンパ管症、急性好酸球性肺炎　など

離床の留意点

カーリー線は、間質の水分貯留を表しているため、SpO$_2$低下や息切れなどの低酸素症状に注意しましょう。以前の画像や検査データ、フィジカルアセスメントから病態を推察して、離床レベルを決定しましょう。

データに関するQ&A

Q カーリー線が意味することは何でしょうか？

A カーリー線は、水分貯留により間質が肥厚すると出現し、心不全が増悪傾向にあることを意味します。心不全の場合、左室機能が低下し心拍出量が低下すると、まず左室圧と左房圧が上昇し肺うっ血へと移行します。肺うっ血が強くなると、肺血管内から間質へ水分が漏出し、間質性肺水腫をきたし、カーリー線がみられます。その後、間質が受け入れられないほどの水分が漏れると、肺胞内へ水分が漏出し、肺胞性肺水腫をきたし、バタフライシャドーがみられます。つまり、カーリー線がみえる場合は、まだ肺実質に水が漏れ出る前と解釈できます。カーリー線には、A線（上肺野から中肺野でみられる、肺門から抹消に向かう線）、B線（下肺野の最外層に見られる1cm程度の間隔で並ぶ水平な線）、C線（下肺野で見られる網状線）があります。（CTでは、血管影が太くなり、多角形の線が目立つ、胸膜まで達する線状影がみられます。

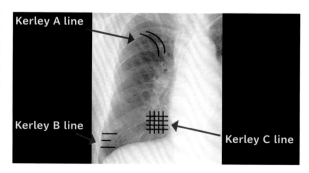

Kerley A line

Kerley B line

Kerley C line

シルエットサイン

▶ 実践！離床完全マニュアル2　P.132参照

所見

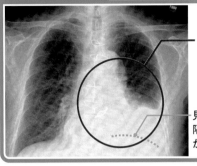

無気肺

見えるべき横隔膜のラインが消えている

▶ シルエットサインとは

肺と隣接する、骨・心臓・横隔膜などの構造物は、シルエット（境界線・辺縁）を形成します。正常では見えるべき構造物のシルエットが見えなくなることを「シルエットサイン陽性」と表現します。

3章

> シルエットサイン陽性：無気肺、胸水、肺炎（コンソリデーション）、肺水腫、腫瘍　など

離床の留意点

シルエットサイン陽性の場合、様々な要因が疑われますが、共通して、その領域の換気が失われている可能性があります。離床する際には、低酸素血症に注意が必要です。また、異常部位をX線画像やCT画像で特定することより、離床レベルの決定や体位の選択に活用することができます。

データに関するQ&A

Q シルエットサインを用いて、どのように無気肺の位置を推察するのでしょうか？

A X線画像は白黒の2次元画像なので、読影において前後の位置関係（3次元的位置関係）を理解することが必要です。シルエットサインは、問題となる病変が既存の構造物と同じ深さに存在するのか、異なる深さに存在しているのかを推察するのに非常に役立ちます。シルエットサイン陽性とは、2つの構造物の関係が、同じ濃度で同じ深さにある場合のことを示します。下図のX線画像では下行大動脈左縁のシルエットがみえません。つまり、下行大動脈と隣接する肺区域の色の濃度が同じ（空気がないもしくは水浸し）ということです。下行大動脈は心臓の後方に位置し、隣接する肺区域はS6、S10です。よって右図のX線画像からS6、S10の無気肺が推察されるということになります。CT画像を見ると、下行大動脈と隣接する肺区域が同じ色になっているのが確認できます。

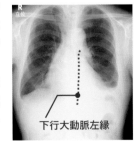

下行大動脈左縁

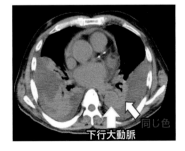

下行大動脈

同じ色

円形無気肺（コメットテイルサイン）

所見

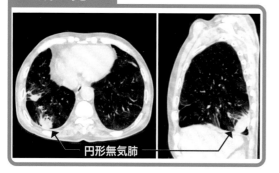

円形無気肺

● 円形無気肺とは

CT画像で見られる、血管・気管支の巻き込み像のことです。

円形無気肺：胸膜炎、外傷　など

離床の留意点

円形無気肺は、胸水貯留が改善した部分にみられることがあります。胸水が貯留している時期から、離床や体位変換を行い、無気肺の予防に努めることが大切です。また、円形無気肺の所見がみられる場合は、その領域の換気が低下・消失している可能性があります。離床する際には低酸素血症に注意しましょう。

データに関するQ&A

Q 円形無気肺とはどのような病態でしょうか？

A 円形無気肺は、良性石綿胸水や外傷、胸膜炎などによる、胸水貯留が消失した後に見られる病態です。胸水が消失しても、虚脱した抹消肺が再膨張せず、渦巻き状に折りたたまれて腫瘤状を呈するため、X線画像では腫瘤影が見られます（イメージは台風）。CTでは高度の血管・気管支の巻き込み像（コメットテイルサイン）を伴う腫瘤が、胸膜直下に見られます。X線画像だけでは、腫瘍（肺癌）か円形無気肺かの鑑別は困難です。

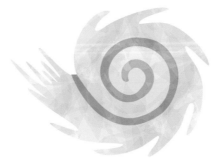

気管偏位

▶ 実践! 離床完全マニュアル 2 　P.133参照

所見

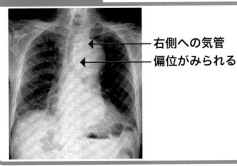

→ 右側への気管
→ 偏位がみられる

▶ 気管偏位とは

気管の陰影が何らかの原因により、陰影が左右いずれかに偏位している状態です。

> 気管偏位：無気肺、気胸、胸水、腫瘍、弓部大動脈瘤　など

3章

離床の留意点

気管の偏位の原因が無気肺の場合は、背中側の圧迫を開放することを優先して、ポジショニングや離床を行います。気胸の場合には、胸腔ドレーン挿入まで離床を控えます。弓部大動脈瘤による圧迫が原因の場合は、血圧管理に注意しながら離床を進めることが必要です。

データに関するQ&A

Q 気管はどのくらい偏位したものを異常と判断するのでしょうか？

A 気管はほぼ正中を走行しますが、大動脈があるため少し右よりに位置しています。どのくらい偏位したら異常という基準はありませんので、以前のX線画像と比較して判断することになります。気管の偏位には様々な原因がありますが、大別すると「何かに圧迫されているか」、「何かに引っ張られているか」のどちらかです。この原因によって、次にとるべき行動が異なります。たとえば、胸水による圧迫ならば、胸腔穿刺などが必要になります。無気肺ならば、気管支の病変を疑うので、気管支鏡を行う必要があるかもしれません。下の胸部X線画像のように片側が真っ白な場合、気管の偏位を確認することで、無気肺か胸水かを見分けることができます。aは胸水による圧迫、bは無気肺により引っ張られて、気管が偏位していることになります。

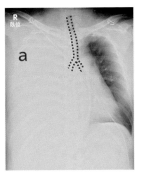

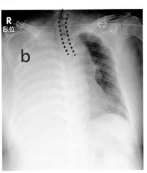

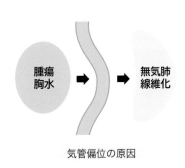

腫瘍
胸水 → 無気肺
線維化

気管偏位の原因

コンソリデーション

所 見

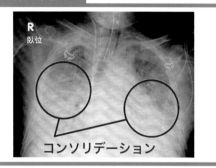

コンソリデーション

● コンソリデーションとは

肺胞内の空気が水分に置換されて生じる、べたっとした真っ白の陰影のことです。

コンソリデーション：肺炎、敗血症、急性呼吸窮迫症候群　など

離床の留意点

コンソリデーションの拡大は、細菌の増殖・拡散を意味します。画像所見と炎症に関する検査データから病態を推察し、離床レベルを検討しましょう。

データに関するQ&A

Q コンソリデーションは、べたっとした真っ白な陰影ということですが、エアブロンコグラムが見えるときと見えないときがあります。見え方により病変の違いはあるのでしょうか？

A コンソリデーションの特徴として、「エアブロンコグラム」 ▶ 詳しくはP.107 が見られることがあります。真っ白な陰影の中にエアブロンコグラムが見えたときは、そこに水が関連する病態、すなわち肺炎や肺水腫と判断することができます。エアブロンコグラムが見えないときは、腫瘍や無気肺を疑います。また、陰影の辺縁の形状から、病変の性質を推測することができます。腫瘍性の病変は、細胞分裂して大きくなるため（左図）、辺縁は外向きに凸となります。無気肺や線維化では、病変部が縮んでしまうため（中図）、辺縁が内向きに凸になります。肺炎は、肺胞内に浸出液などが出てくる病態で、肺胞の構造が変化せず伸び縮みしない（右図）ため、辺縁がまっすぐに見えます。このように陰影の辺縁の違いで、病変の性質を推測することができるのです。

大きくなる病変	縮む病変	大きさが変わらない病変
腫瘍	無気肺、線維化病変	肺炎
外向きに凸	内向きに凸	まっすぐ

滴状心 / 横隔膜平坦化

所見

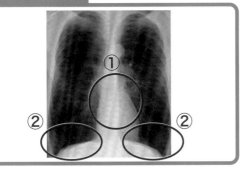

● 滴状心・横隔膜平坦化とは

滴状心とは、肺の過膨張により心臓が圧迫を受け、心陰影が細長くみえることです（①）。横隔膜平坦化とは、肺の過膨張により横隔膜が圧迫を受けて、横隔膜のラインが平坦にみえることです（②）。

滴状心・横隔膜平坦化：慢性閉塞性肺疾患（肺気腫）　など

離床の留意点

胸部X線で、滴状心/横隔膜平坦化の所見を認める場合は、慢性閉塞性肺疾患が疑えます。慢性閉塞性肺疾患の患者さんは、息が吐きにくくなっているため、息をしっかりと吐けるよう、口すぼめ呼吸を習得しましょう。動作時は息を止めず、呼気に連動した動作が行えるよう指導しましょう。

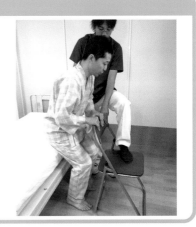

データに関するQ&A

Q 画像所見で「滴状心」と「横隔膜平坦化」を判断する目安を教えてください。

A 慢性閉塞性肺疾患などで肺内に空気が溜まってくると、横隔膜が圧迫の影響を受けて下方へ移動するとともに、心臓も圧迫されるためCTR（心胸郭比）が低下します。CTRが低下し、細長い心陰影を滴状心といいます。CTR何%以下を滴状心とする学術的な判断基準はありませんが、カルテに記載されている印象では、CTR30〜35%以下の場合を滴状心と呼んでいます。また、一般的な横隔膜の位置は、立位正面像で右側は第10（後）肋間の高さ、左側はそれより1〜2cm下の高さが一般的です。横隔膜が下方に位置している場合に、横隔膜平坦化と判断します。両者ともに、個人差がありますので、以前の画像と比較して判断することが大切です。

ディープサルカスサイン

▶ 実践！離床完全マニュアル2　P.134参照

所見

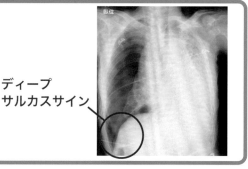

ディープ
サルカスサイン

▶ ディープサルカスサインとは

肋骨横隔膜角（CP angle）が、通常より深くなることです。

ディープサルカスサイン：気胸　など

離床の留意点

画像でディープサルカスサインがみられたら、気胸を疑います。気胸に対する治療を優先させましょう。気胸に対して、ドレナージを行わず保存的に加療している場合、急激に負荷をかけると、増悪 する危険があります。初めて離床を試みるときは、ゆっくりとした動作を心掛け、まずはADL上 必要最低限の動作にとどめ、胸部レントゲンなどで障害部位を確認してから、次のステップへ進 めていきましょう。

データに関するQ&A

Q 気胸と診断されていても、ディープサルカスサインがみられないことがありますが、なぜでしょうか？

A 気胸は、何らかの原因により、壁側胸膜と臓側胸膜の間の胸膜腔（胸腔）に空気が貯留した状態です。肺虚脱が軽度〜中程度気胸の場合、撮影する体位の違いにより所見が異なります。「立位」で撮影した場合は、重力で肺が下方にさがった状態で胸腔に空気が入るので、上肺野で肺紋理が消失した所見（左図）となります。「背臥位」で撮影した場合、虚脱した肺は背側に移動するため、漏れた空気は胸腔内の高い位置（肺底部や縦隔寄りの腹側）（右図）に多く貯留することになります。背臥位では、肺底部（横隔膜上）の腹側に、空気が多く貯留することで肋骨横隔膜角が深くなるため、ディープサルカスサインが見られるということになります。ディープサルカスサインには明確な基準がないので、以前のX線画像と比較することが大切です。

気胸

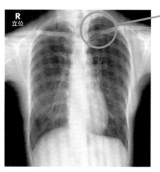

上肺野で肺紋理が消失

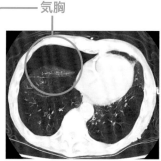

漏れた空気が腹側に貯留

ニボー像

所見

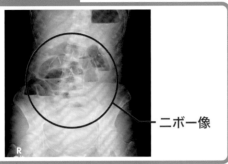

ニボー像

▶ニボー像とは

ニボー（niveau）とは、鏡面像ともいいます。主に腸管内に存在する、ガスと液体によって形成される水平面を指します。例えるなら、コップの中に水を入れた際にできる、空気と水の境目が水平面（ニボー）といえます。

ニボー像：腸閉塞、イレウス、ガス貯留　など

離床の留意点

画像でニボー像を認める場合は、腸閉塞・イレウスを疑います。特に、完全閉塞があり痛みが強い場合は、離床を見合わせ、処置を優先しましょう。処置がおわったら、積極的な離床を心がけます。

データに関するQ&A

Q イレウス管が挿入された後の、離床再開の目安を教えてください。

A 基本的には、イレウス管が挿入されているだけでは、離床を妨げる要因とはなりませんが、全身状態の確認には注意が必要です。イレウス管は、腸閉塞（イレウス）が存在している場合、あるいは腸閉塞解除術前後の減圧・再閉塞予防のために挿入されるもので、挿入されているときは、腸閉塞に伴う腸管の吸収障害や、水分・電解質（主にナトリウム・カリウム・クロール）の喪失により、脱水傾向（皮膚や舌の乾燥・倦怠感・尿量低下・血圧低下）になっていないか確認する必要があります。また、イレウス管からの排液の性状にも注意が必要です。血性の排液がみられる場合には、消化管出血や、腸管壊死の徴候の可能性があるため、直ちに医師に報告します。胃管が45cm〜60cm程度挿入されるのに対して、イレウス管は、3mほどもある管を使用し、閉塞部位まで挿入します。腸蠕動によって自然にイレウス管を進めることもあり、その場合は、腹部レントゲンにより、イレウス管が到達部位まで進んでいるかどうかを日々確認し、到達したのが確認できたら、離床を開始しましょう。

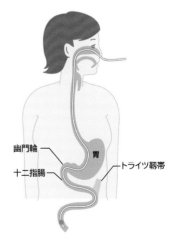

幽門輪

胃

トライツ靱帯

十二指腸

フリーエア

所見

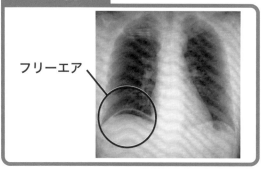

フリーエア

フリーエアとは、遊離ガス像のことを指します。一般的には、胸部レントゲン撮影をした際に、横隔膜下に認められることが多くあります。通常腹腔内や後腹膜腔内には空気が存在しないため、フリーエアが存在することで、消化管穿孔をきたしていることが示唆されます。

フリーエア：消化管穿孔、開腹術後　など

離床の留意点

フリーエアの所見を認める場合は、消化管穿孔をきたしているかもしれないため、確実な診断が行われるまで、離床は避けましょう。レントゲンで判読が困難な場合は、CT撮影で診断します。緊急手術になる可能性もありますので、確定診断がつき次第、離床の程度を検討します。

データに関するQ&A

Q フリーエアを認めた時の、離床の進め方を教えてください。

A フリーエアは、立位の胸部レントゲンにおいて、右横隔膜下部・肝臓の上端部で認めることが多くあります。ただしフリーエアがあるからといって、必ずしも消化管穿孔を起こしているとは限りません。臨床でよく遭遇するのは、開腹術や腹腔鏡下手術などによるフリーエアが認められるという事例です。フリーエアは他にも、外傷や縦隔気種・肺気腫などによっても認められることがありますので、原因検索のためにCT撮影による確実な診断方法が必要です。大量にフリーエアを認める場合は、胃十二指腸穿孔や大腸穿孔が疑われますし、腸間膜内にフリーエアを認める場合は、結腸や小腸の穿孔が疑われます。消化管などから漏れ出した空気の量や穿孔部位によって、保存的な様子観察、または、外科的治療が選択されます。その治療方針を確認し、外科的治療が必要な場合は、離床を中止し、保存的治療の場合は、絶食管理や抗菌薬投与を行い、患者の全身状態と、腹痛や嘔気など自覚症状の増悪に注意しながら、医師の許可のもと離床を進めていきましょう。

呼吸管理をマスターする！
血液ガスデータと呼吸機器の
パラメータのみかた

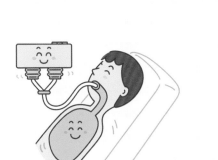

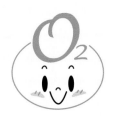

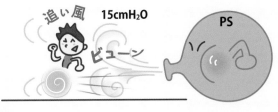

PaO₂ （動脈血酸素分圧）

基準値　70〜100 torr （年齢依存性）

▶ 実践! 離床完全マニュアル 2 　P.125参照

アウ値

↓ **60** torr

↓ 低値：低酸素血症、呼吸不全　など

● PaO₂とは

PaO₂とは、動脈血酸素分圧のことで、簡単にいうと、動脈血中の酸素の量を表します。

豆知識

分圧とは
酸素などの成分が液体から気体、気体から液体に移動しようとする圧力のことです。

離床の留意点

PaO₂が低値の場合は、組織に酸素が十分供給できていない状態です。この状態で積極的な離床を行うと、骨格筋への血流増加により、重要臓器（脳・肝・腎など）の酸素供給がさらに不足し、組織障害を起こす危険があります。離床を控え、酸素投与を検討しましょう。

データに関するQ&A

Q 貧血の患者さんはPaO₂の数値が低くなりますか？

A 結論からいう、あまり低くなりません。PaO₂は簡単にいうと「血液の中の酸素の量」を表わしています。PaO₂は下図のようにトラックに載りきらない酸素も含んで測定するため、ヘモグロビン（トラック）の数に影響は受けません。PaO₂の低下、ヘモグロビン値の低下は、いずれも呼吸困難の原因となりますが、それぞれ別のものを見ているということです。

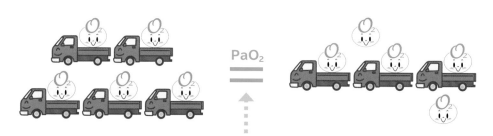

PaO₂

PaO₂はトラック外の酸素も含んで測定されるため、数値は下がらないことに注意

SaO₂ （動脈血酸素飽和度）

基準値　93〜98 %

▶ 実践! 離床完全マニュアル2　P.126参照

アウ値

↓ 90 %

↓ 低値：低酸素血症　など

離床の留意点

SaO₂が低値の場合は、組織に酸素が十分供給できていない状態です。積極的離床は控え、主要臓器への血流、酸素供給を優先すべきです。

▶ SaO₂とは

SaO₂とは、動脈血の酸素飽和度のことで、ヘモグロビンにどれくらい酸素が結合しているか割合で表現しています。ヘモグロビンには4つの手があり酸素と結合して、全身に酸素を運んでいます。その手に何個の酸素がついているかを表したものです。全ての手に酸素がついていれば100％。1つの手に酸素がついていない場合は75％となります。

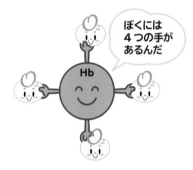

ぼくには4つの手があるんだ

データに関するQ&A

Q SaO₂は90％以上あれば問題ないのでしょうか？

A SaO₂が90％まで下がると、PaO₂は60torrまで低下しており、呼吸不全の状態であるため、離床を控えるべきです。一方で、SaO₂が90％以上あれば呼吸に問題がないといい切れるかというと、答えはNOです。大事なことは、平時のSaO₂値です。平時の値より3〜4%低下している場合は、呼吸状態の悪化を考える必要があります。また、数値の変化のみならず、フィジカルアセスメントから、呼吸数・呼吸苦・呼吸パターンの変化・チアノーゼ症状の有無などをあわせて確認することも重要です。

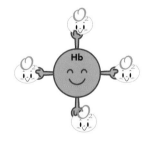

SaO₂　100%

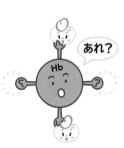

あれ？

SaO₂　50%

4-03 検査値 P/F比

基準値　400〜500

アウ値

↓150

↓ 低値：低酸素血症、呼吸不全　など

▶ 実践！離床完全マニュアル2　P.125参照

● P/F比とは

P/F比は肺酸素化能の指標でPaO_2 ▶ 詳しくはP.118 を F_IO_2 ▶ 詳しくはP.138 で割ることで求められます。吸入酸素濃度が変わっても、肺の酸素化能が定量的に評価できる点が利点です。

計算式　P/F比＝$PaO_2 \div F_IO_2$

例、$PaO_2 = 100torr$、$F_IO_2 = 0.2$（酸素濃度20%）、P/F比＝$100 \div 0.2 = 500$ となります。

離床の留意点

P/F比は400以上が正常の目安で、P/F比400未満は、呼吸状態に問題があると考えます。特に、200未満では重篤な呼吸障害が示唆されるため、積極的な離床を控えましょう。150未満では、離床を行うよりも、肺を守ることを優先し、腹臥位を考慮します。

データに関するQ&A

Q 鼻腔カニューレや酸素マスクの場合、P/F比は計算できますか？

A 表に示すように、酸素流量と吸入酸素濃度の目安がありますので、これを参考にすれば、P/F比の計算を行うことができます。しかし、低流量システムでは、呼吸パターンやマスクの密着度により、吸入酸素濃度が変動するので、この場合の吸入酸素濃度は、あくまでも参考値としてとらえる必要があります。

酸素流量と吸入酸素濃度の目安 1）をもとに作成

	酸素流量（L/分）	吸入酸素濃度（%）	加 湿
鼻カニュラ	1	24	原則不要
	2	28	
	3	32	
	4	36	
	5	40	
簡易酸素マスク	5〜6	40	要加湿
	6〜7	50	
	7〜8	60	
リザーバー付酸素マスク	6	60	
	7	70	
	8	80	
	9	90	
	10	90〜	

A-aDO₂（肺胞動脈血酸素分圧較差）

基準値　10 torr以下

アウ値

$$\uparrow 30 \text{torr}$$

▶ A-aDO₂とは

A-aDO₂ は肺胞内の酸素が、動脈血にどのくらい移動できているかを表した数値です。肺胞にいる酸素は、全員血液に移動するのが理想ですが、どうしても脱落者がいて、その数を示すのが A-aDO₂ です。肺胞と血液の間（間質）に何らかの問題が生じると、この数値は増えます。

4章

⬆ 高値：肺線維症、ARDS、心不全、間質性肺炎　など

離床の留意点

A-aDO₂が開大（数値が高い）している場合は、肺胞と血液の間に問題があり、上手くガス交換できないことを示しています。その背景の障害を評価し、リスクを確認する必要があります。A-aDO₂開大時には、離床で容易に息切れを生じます。VASや修正ボルグスケール 7以上の強い息切れを呈する時には、離床を一旦中止し、原疾患の治療を優先させましょう。

データに関するQ&A

Q 酸素化能の指標にP/F比の他、A-aDO₂を教科書で見かけます。P/F比との使い分けと計算方法についておしえてください。

A P/F比と並び、A-aDO₂は酸素化をみる指標でもあります。肺胞から血液に酸素が移りやすい（A-aDO₂の値が低い）状態であれば、酸素化が良くなるのは当然ですよね。但し、

それぞれ得意分野が異なります。A-aDO₂は、F₁O₂が低ければ問題ありませんが、高いと問題が出てきます。A-aDO₂は、F₁O₂が上がるほど開大するという特徴があるのです。そのため、F₁O₂ 0.6以上では、A-aDO₂よりもP/F比を酸素化の指標とすることが望ましいとされています。

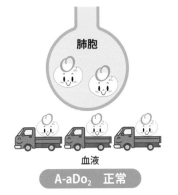

肺胞

血液

A-aDo₂　正常

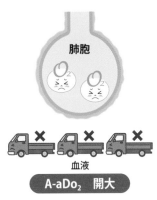

肺胞

血液

A-aDo₂　開大

検査値 4-05　pH

基準値　7.35〜7.45

▶ 実践! 離床完全マニュアル 2　P.127参照

アウ値

↓ 7.25

▶ pHとは

pHとは、酸である水素イオンの濃度の尺度です。生体の酸塩基平衡の指標となりますが、簡単にいうと「酸性」か「アルカリ性」かをみる指標です。

▼ 低値：呼吸不全、敗血症、糖尿病、循環不全　など

離床の留意点

pHが低下するアシドーシスの病態では、原疾患のコントロールができていないと、離床を進めることはできません。そのため、アシドーシスの原因をアセスメントすることが優先となります。背後に、敗血症や循環不全が隠れている場合があるので、注意深くアセスメントをしましょう。

データに関するQ&A

Q アシドーシスとアルカローシスはどちらが重症ですか？

A 一般的には、アシドーシスの方が重症です。アシドーシスになると、細胞機能の低下により、さまざまな所見が現れます。アシドーシスの原因としては、循環不全・呼吸不全・敗血症など重症疾患で起こり、pHが下がるほど、嘔気・嘔吐、さらにはショック・昏睡から死に至る、怖い病態です。特に、pHが7.1付近まで下がっている場合には、緊急性が高く、早急に治療が必要な状態です。一方でアルカローシスは、利尿剤や嘔吐のある患者に認められます。アルカローシスも、進行すれば、不整脈や痙攣など重症となることがあるため、注意が必要です。

pH	
	吐き気・嘔吐・疲労感
7.4	
7.3	脱力・意識障害
7.2	
7.1	ショック・昏睡

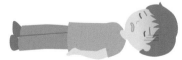

PaCO₂ （動脈血二酸化炭素分圧）

基準値　35〜45 torr

▶ 実践! 離床完全マニュアル 2　P.126参照

アウ値

↑ 60 torr

▶ PaCO₂とは

$PaCO_2$とは、動脈血中の二酸化炭素の量を示しています。$PaCO_2$は、換気量の影響で増減します。過換気では減少、低換気では増加します。臨床的には低換気による、$PaCO_2$上昇が問題となることが多くあります。

4章

⬆ 高値：肺炎、気道閉塞、呼吸筋麻痺　など

離床の留意点

$PaCO_2$が上昇する背景には、呼吸障害による低換気があるので、呼吸状態の把握が重要となります。呼吸障害には、離床で改善できるものと、治療が優先となる病態があるので、検査データやアセスメントにより見極めましょう。$PaCO_2$上 昇から、アシドーシスになっている場合は、積極的な離床は慎重に検討すべきです。

データに関するQ&A

Q $PaCO_2$値の上昇・下降でいずれも意識障害が起こるのはなぜですか？

A $PaCO_2$は、下降時、上昇時ともに意識障害を起こします。下降時には、血管拡張作用を持つ、$PaCO_2$が少なくなるため、脳血管が攣縮し脳血流が下降することで、意識障害が起こります。上昇時の意識障害の原因はアシドーシスです。アシドーシスになると、カルシウムイオンの感受性低下により、心筋収縮力の低下や、神経細胞における興奮性シナプス伝達抑制により、不整脈、中枢神経障害により意識障害が生じると考えられています。

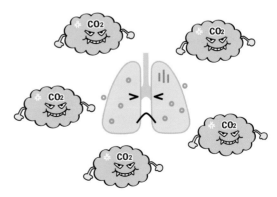

HCO₃⁻（重炭酸イオン）

基準値　21〜27 mmol/L

▶ 実践！ 離床完全マニュアル2　P.127参照

アウ値

↓ **18** mmol/L

● HCO₃⁻とは

HCO_3^-とは、酸である水素イオンを中和（緩衝）する役割をもつ電解質です。

⬇ 低値：敗血症、糖尿病、循環不全、下痢　など

離床の留意点

HCO_3^-の値が低い状態を代謝性アシドーシスと呼びます。代謝性アシドーシスの背景には、敗血症、心不全など重症疾患が原因となることがあります。原疾患のコントロールがついていることを確認して、離床可否を判断しましょう。併せてアニオンギャップを評価し、重症アシドーシスかの鑑別したうえで離床を検討しましょう。

データに関するQ&A

Q HCO_3^-による代償反応が起こる時期と機序について、詳しく教えてください。

A HCO_3^-の増加による代償反応には、ヘモグロビンによる急性反応と、腎臓による慢性反応に分かれます。急性反応とは、CO_2を赤血球とヘモグロビンが緩衝して、HCO_3^-に変換した反応です。例えば人工呼吸器の分時換気量を減少させて、$PaCO_2$が急激に上がると、すぐにHCO_3^-が増加する反応です（図中①）。慢性反応とは、急性反応後にゆっくりとHCO_3^-が上昇することを指します（図中②）。慢性反応は、腎においてHCO_3^-の再吸収を促進している反応です。腎による代償には、数日かかります。臨床では、時期により代償が働いている場所が違うことを意識しましょう。

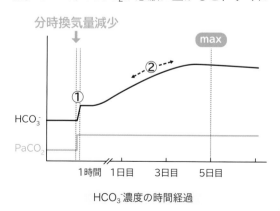

HCO₃⁻濃度の時間経過

検査値 4-08 AG（アニオンギャップ）

基準値　12±2 mEq/L

AG：Anion Gap

アウ値

↑20 mEq/L

↑ 高値：重症代謝性アシドーシス
（敗血症、糖尿病、腎不全　など）

離床の留意点

AGの増加を認める場合は、重症な代謝性アシドーシスの存在を示唆します。離床は、背景にある病態（心不全、敗血症、糖尿病など）の病勢を見極めて判断しましょう。

▶ AGとは

AGは陽イオンと陰イオンのバランスの差を表わします。数あるイオン（電解質）の中でも、陽イオンはナトリウムイオン（Na^+）、陰イオンはクロール（Cl^-）と重炭酸イオン（HCO_3^-）を比較し、陽イオンが少し多い差の部分をAGと呼びます。本来、細胞内外のイオンのバランスは等しいのですが、普通に測定できない Mg や有機酸などは計算に含まないで計算するため、このギャップを埋めるための指標がAGなのです。

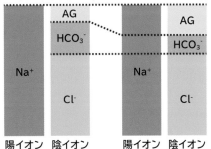

アニオンギャップ正常　　アニオンギャップ増大

陽イオン　陰イオン　　　陽イオン　陰イオン

データに関するQ&A

Q AGの数値が高いと、なぜ重症な代謝性アシドーシスだといえるのでしょうか。

A AGが高いということは、陽イオンと陰イオンのバランスが崩れているということです。すなわち、HCO_3^-が少ない状態を予測できるため、重症な状態だといえるのです。しかし、AGが高い状態が全てHCO_3^-の減少とは限りません。よって、AGの上昇を認めた場合は、補正HCO_3^-を求め、さらに正確な病態把握を行う必要があります ▶ 詳しくはP.126 。

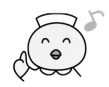

補正HCO₃⁻

基準値　24 mEq/L

アウ値

↑27 mEq/L

▶ 補正HCO₃⁻とは

補正HCO₃⁻は＝実測HCO₃⁻＋△AG（アニオンギャップ）で求めることができます（△AG＝AG－12）。補正HCO₃⁻はAGが開大する前のHCO₃⁻を表わします。これをみることで、代謝性アシドーシスの原因または代謝性アルカローシスの合併を読み解くことができます。

↑ 高値：代謝性アシドーシスと代謝性アルカローシスの合併

離床の留意点

補正HCO₃⁻が上昇している場合には、ケトアシドーシスや乳酸アシドーシスがベースにあり、二次的に代謝性アルカローシスを合併していることが疑われます。積極的な離床は控え、慎重に病態を把握し、状態が改善する時期を見極めて離床を進める必要があります。

データに関するQ&A

Q 代謝性アシドーシスに代謝性アルカローシスを合併するということは、臨床的にあり得るのでしょうか。

A あり得ます。事例で考えてみましょう。例えばAG 30、HCO₃⁻17 mEq/Lであったとします。アニオンギャップが高値で、HCO₃⁻が低いので代謝性アシドーシスが考えられます。△AGは30-12=18となります。補正HCO₃⁻は17＋18＝35となり、代謝性アルカローシスを疑います。ベースに何らかの原因でアシドーシスが存在して、そのあとに嘔吐を繰り返してアルカローシスを合併するなどのケースもあります。

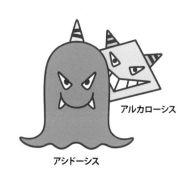

アルカローシス

アシドーシス

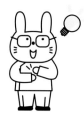

乳酸（Lactate）

基準値　4〜16 mg/dL　0.4-1.7 mmol/L

アウ値

⬆ **45** mg/dL
⬆ **5** mmol/L

▶乳酸とは

グリコーゲン（糖）を分解した際に生じる産物です。乳酸は、臓器や筋の活動が増加し、糖を多く利用する強い負荷となった時に上がります。具体的には、もう一つのエネルギー源である酸素が足りない場合に、糖分解が高まるため乳酸が上昇します。

⬆ 高値：低酸素血症、循環不全、肝不全、糖尿病　など

離床の留意点

乳酸が高値となり一番問題となるのは乳酸アシドーシス（代謝性アシドーシス）です。乳酸アシドーシスの代償反応として、換気量や呼吸回数が増加している時は、重篤な状態であることが多く、救命治療が優先される時期と考えます。このような場合はベッドサイドでのコンディショニングまでとするなど、主治医とよく相談して離床を検討してください。

データに関するQ&A

Q どうして循環不全に陥ると乳酸アシドーシスになるのですか？

A 例えば、心不全によって末梢循環不全を来たすと、末梢の血管が収縮し、組織が酸欠状態となります。すると細胞は酸素の代わりに糖（グリコーゲン）によってエネルギーを得ようとします。糖がエネルギー源として活用された結果、代謝産物である乳酸が血中に蓄積されます。乳酸は酸性ですので血液が酸性に傾くこととなり乳酸アシドーシスといった病態に陥ることになるのです。一番大切なことは、乳酸アシドーシスは何らかの病態の結果として現れるので、その原因を考えることが重要となります。

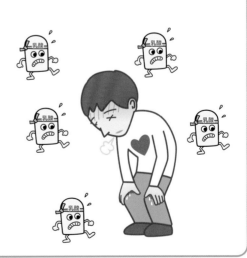

鼻カニュラ

▶ 実践! 離床完全マニュアル 2　P.111参照

Attention

↑6L/分

離床の留意点

口呼吸の症例では、酸素投与が不十分になるので、流量を増やして対応します。また、運動負荷により口呼吸や頻呼吸になることがあります。その場合には、酸素投与が不十分になることもあるため、酸素マスクといった他の酸素投与器具の準備や、休憩時の姿勢や呼吸法といったパニックコントロールの指導を、運動負荷前に行っておきましょう。

▶ 鼻カニュラとは

少ない酸素量を投与できるため、酸素療法の導入の最初で用いられる酸素投与器具です。鼻で吸気するので、食事や歯磨きといった ADL が阻害されにくいという特徴があります。ただし、鼻カニュラでの 6L/分以上の乾燥された酸素投与は、鼻粘膜を傷つけてしまうため使用しません。

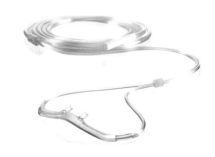

写真協力：日本メディカルネクスト

データに関するQ&A

Q 口呼吸のため、鼻カニュラを口に当てて使用してもよいのでしょうか？

A 鼻カニュラの使用方法としてはおすすめしません。その理由は、デバイスに唾液や痰がついてしまい、酸素投与が行えなくなる可能性があるためです。もし、使用する場合には、適宜デバイスをチェックし、酸素投与が目的通り行えているのか確認する必要があります。

豆知識

鼻カニュラ使用時の酸素濃度の簡単な覚え方

鼻カニュラは、酸素流量を 1L/分ずつ上げることで、吸入酸素濃度（F_IO_2）が4％ずつ上昇するんじゃ

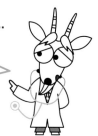

酸素流量と吸入酸素濃度の目安 1) より一部改変

酸素流量 （L/分）	吸入酸素濃度（F_IO_2）の目安 （％）
1	24
2	28
3	32
4	36
5	40

簡易酸素マスク

▶ 実践！離床完全マニュアル2　P.112参照

Attention

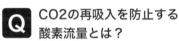

⬇ **5** L/分

離床時の留意点

離床する際はマスクを十分に固定する必要がありますが、ゴムの締め付け過ぎにより、マスク装着を嫌がる患者さんも経験します。離床時の装着には、締め付けすぎないよう注意しましょう。

● 簡易酸素マスクとは

口呼吸でも酸素投与可能であり、鼻粘膜の乾燥が少ないのが利点です。鼻カニュラと比較して、圧迫感や閉塞感があります。さらに、食事や歯磨き等のADLを阻害されます。また、5L/分未満と少ない流量では、呼気中のCO_2を再吸入してしまう可能性があるので注意しましょう。

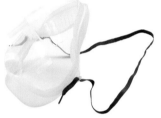

写真協力：日本メディカルネクスト

データに関するQ&A

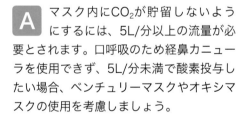

Q CO2の再吸入を防止する酸素流量とは？

A マスク内にCO_2が貯留しないようにするには、5L/分以上の流量が必要とされます。口呼吸のため経鼻カニューラを使用できず、5L/分未満で酸素投与したい場合、ベンチュリーマスクやオキシマスクの使用を考慮しましょう。

豆知識

呼気を再呼吸しないマスク

マスクの両サイドが開いていて密閉されていない開放型の酸素マスクです。その隙間により、呼気の再吸入が防げる機器です。

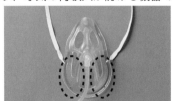

オキシマスク

写真協力：株式会社メドトロニック

豆知識

簡易酸素マスク使用時の
酸素濃度の簡単な覚え方

通常の簡易酸素マスクは、5L/分以上の酸素流量から1L/分ずつ上げることで、吸入酸素濃度（F_IO_2）が10%ずつ上昇するんだ

酸素流量と吸入酸素濃度の目安[1]

酸素流量 （L/分）	吸入酸素濃度（F_IO_2）の目安 （%）
5〜6	40
6〜7	50
7〜8	60

リザーバーマスク

▶ 実践! 離床完全マニュアル 2　**P.112参照**

Attention

↓6 L/分

離床の留意点

リザーバーマスクは高濃度酸素を投与するため、二酸化炭素が体内に蓄積するCO$_2$ナルコーシスのリスクがあります。また、頻呼吸の場合には、リザーバーへ酸素がたまる前に吸気するため、酸素濃度が下がってしまう可能性もあります。そのため、意識状態が低下している時には、離床を一度止め、二酸化炭素の値を確認しましょう。

▶ リザーバーマスクとは

下部に袋のついたこの機器を用いることで60%以上の高濃度酸素投与が可能となります。通常6L/分以上の酸素流量で、袋の部分が膨らんだ状態で使用します。流れてくる酸素以外に、袋に溜まった酸素も吸入することで高濃度の酸素吸入が可能となります。

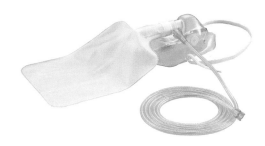

写真協力：日本メディカルネクスト

データに関するQ&A

Q リザーバー付マスクの袋が膨らまないときにはどうしたらいいですか？

A マスクの袋が膨らまない原因として、頻呼吸などで患者さんの換気量が多くなっている場合が挙げられます。リザーバーに十分な酸素がたまらず、膨らまなくなってしまいます。さらに悪いことに、足りない換気をマスクとの隙間から吸気するため、吸気抵抗も大きくなってしまいます。このような時には、呼気弁を開放して室内気を入れることで、患者さんの換気量増加に対応し、袋を膨らますことができます。ただし呼気弁開放は酸素濃度が低下するため、酸素化が不十分な症例では、呼気弁を解放せず酸素流量を上げて対応しましょう。

豆知識

リザーバーマスク使用時の
酸素濃度の簡単な覚え方

リザーバー付マスクは、6L/分以上の酸素流量から1L/分ずつ上げることで、吸入酸素濃度（F$_I$O$_2$）が10%ずつ上昇なのよ。

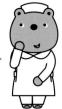

酸素流量と吸入酸素濃度の目安[1]

酸素流量 （L/分）	吸入酸素濃度（F$_I$O$_2$）の目安 （%）
6	60
7	70
8	80
9	90
10	90〜

イージーウォーターネブライザーシステム

Attention

Total 30 L/分

▶ イージーウォーターネブライザーシステムとは

高い酸素濃度で加湿ができる投与機器です。原則、酸素濃度は 50% までの設定しかできません。

写真協力：日本メディカルネクスト

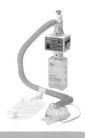

離床の留意点

チューブが太く重いので、マスクが引っ張られ、動作を阻害する可能性があります。離床前に取り回しや固定について工夫をしておきましょう。また、設定酸素濃度が低めで常時加湿の必要性がなければ、一時的に低流量デバイスで離床することも考慮しましょう。加湿効果をねらって、排痰を促進する目的で使用することが多いため、離床時に排痰回数が多くなることを念頭に置いておきましょう。

データに関するQ&A

Q うちの病院では、酸素流量計の最大値が15L/分までしかありません。この機器は30L/分以上の酸素を必要とする高流量システムですが、どう設定すればよいのでしょうか？

A 酸素流量計の最大値はどの病院でも15L/分までが一般的です。この機器は30L/分以上流さないと吸入酸素濃度を正確に投与することができないので、周囲の空気を吸って補うシステムであり、高流量システムと位置づけられています。下の表を見てください。黄色部分が、空気を吸って補われた酸素が、この機器を正確に使うために必要な30L/分になる投与流量です。設定時には、まず、設定したい酸素濃度を決めます（①）。次に、その濃度で、黄色になる部分を探します。例えば50%で投与したいと考えた場合に、黄色で示された最初の場所は32.7のセルになります。目を上方に移動して「酸素流量」を見てみると、50%で32.7となるのは、12L/分となります（②）。これは、12L/分の酸素を流せば、空気を補って患者さんに32.7L/分が投与され、結果的に酸素濃度は50%になる、ということを示しています。設定時には、この表をみて酸素流量を決め、右写真に示したダイヤルを合わせて投与してください。

酸素流量と酸素濃度の関係

②色が変わる所の濃度をみて設定する

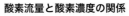

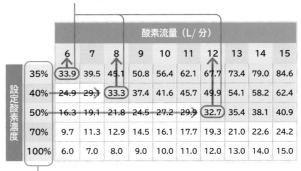

	酸素流量（L/分）									
	6	7	8	9	10	11	12	13	14	15
35%	33.9	39.5	45.1	50.8	56.4	62.1	67.7	73.4	79.0	84.6
40%	24.9	29.1	33.3	37.4	41.6	45.7	49.9	54.1	58.2	62.4
50%	16.3	19.1	21.8	24.5	27.2	29.9	32.7	35.4	38.1	40.9
70%	9.7	11.3	12.9	14.5	16.1	17.7	19.3	21.0	22.6	24.2
100%	6.0	7.0	8.0	9.0	10.0	11.0	12.0	13.0	14.0	15.0

設定酸素濃度

①希望酸素濃度

高流量鼻カニュラ

▶ 実践！離床完全マニュアル2　P.113参照

Attention

↑ **50** L/分

高流量鼻カニュラの特徴

① 30〜60L/分の高流量の酸素を投与できる
② 21〜100%までの酸素濃度を設定できる
③ 少量のPEEP効果がある
④ 解剖学的死腔のCO_2を洗い出す効果がある
⑤ 装着したまま話す、食べる、口腔ケアが可能である
⑥ 優れた加温・加湿が可能である

▶ 高流量鼻カニュラとは

高流量鼻カニュラとは、高濃度の酸素投与だけでなく加湿に優れた機器です。さらに、話す、食べる、口腔ケアが可能といった高いQOLを維持できます。

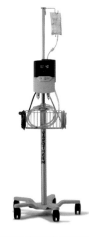
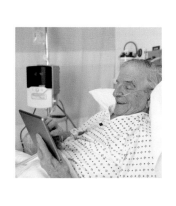

写真協力：日本メディカルネクスト

離床時の留意点

高流量鼻カニュラを使用し、50L/分以上の流量で歩行することを想定してみましょう。歩行時、酸素ボンベに供給源を切り替えた場合、標準的な500Lタンクを使用したとすると、10分で酸素切れとなります。基本は酸素配管からの延長で対処し、長距離の歩行を行うために、酸素ボンベに切り替える場合は、残量と時間に気を付けましょう。

データに関するQ&A

Q 使用頻度が増えている高流量鼻カニュラは、どの症例にも効果が認められるのでしょうか？

A 高流量鼻カニュラは非侵襲的であり簡便に利用できるため、使用頻度が増えています。しかし、万能ではありません。重症例に対し挿管をためらい、人工呼吸器導入のタイミングを遅れると、予後を悪化させるリスクもあるため注意が必要です。また、肺胞が虚脱していて換気が十分に行えない症例に対し、高い酸素濃度を投与してしまうと二酸化炭素が体内に溜まりCO_2ナルコーシスなど増悪を招く危険性があります。このような症例の場合は、肺胞を膨らませる肺リクルートメント効果が得られるNPPVや挿管が必要となります。

CMV・A/C

CMV・A/C：Continuous Mandatory Ventilation

分類

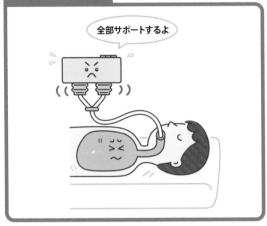

全部サポートするよ

● CMV・A/Cモードとは

人工呼吸器の換気モードの一つです。CMVとは、全ての呼吸を強制換気する方法で、患者さんの意思や努力には関係なく作動します。従量式（VCV）か従圧式（PCV）を選択します。A/C の作動によって患者さんの吸気努力があれば少しお手伝いモード（補助呼吸：アシスト）になり、吸気努力がなければ全部お任せモード（調節呼吸：コントロール）になります。

4章

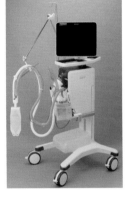
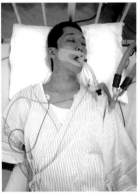

写真協力：
フクダ電子

離床の留意点

CMVモードは、急性呼吸不全や心肺停止など重症な方に設定されます。人工呼吸器のウィーニングは適しません。この場合の離床は、その他のパラメーターである生化学データや血液ガス、レントゲン所見、投薬の種類なども総合的に加味しながら行います。やみくもに起こすのではなく、何を目的にヘッドアップをしていくのかを明確にして、チームでディスカションしながら進めていくのがベターです。

データに関するQ&A

Q 「SIMV」との違いは何ですか？

A 1番の大きな違いは「自発呼吸の有無」になります。自発呼吸が混じっていない場合はCMVもSIMVも設定された換気回数を患者さんに送るため、動作自体は同じとなります。SIMVは設定した回数の補助換気を自発呼吸の開始に合わせて送ります。補助が多ければ自発呼吸が不十分で，補助が少なくなれば自発呼吸が増えてきているという判断ができます。
わかりやすく言うと、CMVはほぼ強制で、SIMVは強制＋自発ということになります。

SIMV

SIMV：Synchronized Intermittent Mandatory Ventilation

分類

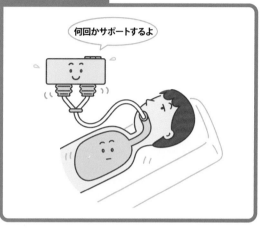

何回かサポートするよ

▶ 実践! 離床完全マニュアル 2　P.117参照

▶ SIMVとは

機械呼吸と自発呼吸がミックスされている換気の様式で、設定した回数分は人工呼吸器が陽圧で換気を行い、それ以外は患者さんが自発呼吸を行うというものになります。臨床現場でよく見かけるモードです。

離床の留意点

自発モードだけでは、「患者さんの呼吸がきつそう」「長い時間は難しい」といった場合に適応となります。その際に、患者さんが楽に呼吸できて、なおかつ休ませすぎない程度の必要最小限のサポートに設定できるよう、患者さんの観察をしっかり行うことが必要になります。特に離床を行う際には、自発呼吸の回数や換気量、呼吸状態の変化などに注意をしながら進めていきます。

データに関するQ&A

Q SIMVの呼吸回数で重症度は判断できますか？

A SIMVで呼吸回数の設定が多いということは、それだけ人工呼吸器の手助けが必要ということになります。逆に呼吸回数の設定が少なければ、患者さんの自発呼吸が優位となっている、すなわち状態が安定してきているということになります。このように徐々に呼吸回数の設定を減らすことで、自発呼吸の割合が多くなり、患者さんの呼吸仕事量が増えてきていることが想像つきます。しかし、注意しなければならないのは機械呼吸と自発呼吸のミックスということで、患者さん側からすれば自発呼吸のタイミングで機械から陽圧換気が送られることもあるので、予想よりは呼吸仕事量が増えていることを頭に入れておかなければなりません。そのため、SIMVの呼吸回数のみでは一概に重症度というのは判断できないということになります。

CPAP

CPAP：Continuous Positive Airway Pressure

▶ 実践！離床完全マニュアル2　P.117参照

分類

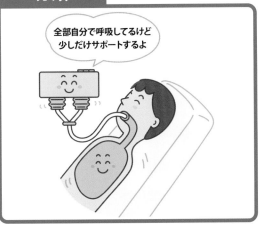

全部自分で呼吸してるけど
少しだけサポートするよ

●CPAPとは

自発呼吸だけのモードです。自発呼吸に対して、PEEP ▶詳しくはP.136 やPS ▶詳しくはP.137 （またはPEEPのみ）のサポートを行っている状態で強制換気は設定されていません。吸い始めと吸い終わりは患者さんが決めることになるので、A/CやSIMVのように最低限の換気量が保証されていません。つまりCPAPは自発呼吸に少し手助けがある状態になります。

4章

離床の留意点

離床時に、患者さんが「何かきつそうだな」というときは、その直感はだいたい当たっています。自発呼吸のみのモードなので呼吸筋疲労や仕事量の増大からくる患者さんのサインを見逃さないようにしましょう。その際はF_IO_2やサポート圧の変更などチームで相談しましょう。

データに関するQ&A

Q CPAPモードで呼吸数が多い場合は、どのように考える必要がありますか？

A まずは自発呼吸が多くなっている原因検索を行いましょう。呼吸回数が多くなるというサインは、病態が悪化している可能性が考えられます。医師に報告して血液ガスやレントゲンなどの検査が行われることを念頭に入れておきましょう。また、疼痛などで呼吸回数が多くなっている場合は、鎮痛薬などの調整が必要となります。病態の悪化や疼痛の可能性が否定されれば、まずはPSを調節して吸気の補助をしてあげるか、すでにPSをかけた状態であればサポート圧を少し高めに設定し直して呼吸状態を観察する処置が考えられます。

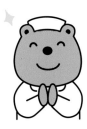

PEEP（呼気終末陽圧）

基準値　3〜5 cmH₂O

PEEP：Positive End – Expiratory Pressure

アウ値

↑ 10 cmH₂O

● PEEPとは

呼気時にも常に肺胞に圧をかけているのがPEEPです。肺胞が虚脱するのを防ぎ、機能的残機量（FRC）を増大させる役割を担っています。

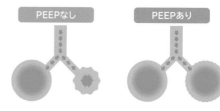

PEEPなし　　PEEPあり

離床の留意点

PEEPをかけていると、呼気終末での肺の容量が増えるので酸素化の改善が見られ、呼吸器系には良い影響があります。しかし同時に、平均気道内圧は上昇するので心臓へ返ってくる血流（静脈還流量）が減少して心拍出量は低下するため、循環器系には悪い影響もあります。また高PEEPをかけることでレントゲンでは一見、改善したように見えるため、騙されないように設定圧の確認をして離床をしなければなりません。

データに関するQ&A

Q 高いPEEPがかかっている状態での呼吸介助は絶対禁忌ですか？

A 絶対に禁忌ではありませんが、胸を押すことでどのような利益・不利益があるかは必ず理解しておかなければなりません。高いPEEPがかかっているということは、患者さんの酸素化が低いことが推測されます。ARDSなどの重症な状態で、肺のコンプライアンスが低下して肺が縮まろうとする力が強くなっているところに高いPEEPをかけることでFRCを増大させ、虚脱していた肺胞を開かせるため、血液がより多くの酸素を受け取れるようになります。体にかかる負担としては、静脈還流が障害され、心拍出量は低下すると言われています[2]。呼吸介助で胸郭を圧迫する手技というのは、力の入れ具合によっては残気量を減少させ、人工呼吸器によって得られているPEEPの効果を打ち消す可能性もあります。また、胸郭を圧迫する手技を行い、肺胞が虚脱・開放を繰り返すことで、肺実質に傷害が加わり、局所で炎症性物質（炎症性サイトカイン）が産生され二次的な炎症性肺傷害を発生するリスクもあります。何を目的に呼吸介助を行うかということを明確にしなければなりません。

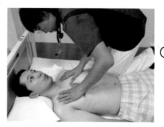

高いPEEPの時に呼吸介助を行うのは気をつけよう

PS（プレッシャーサポート）

基準値　0 cmH₂O

PS：Pressure Support

Attention

⬆ **15** cmH₂O

▶ PSとは

自発呼吸に対して圧のサポートを行うための設定です。換気量を増加させ、呼吸仕事量を軽減できる効果を期待できます。圧のサポートを開始するタイミングは患者の吸気に合わせて、呼気に移るタイミングも患者の呼気に合わせて行われます[3]。

4章

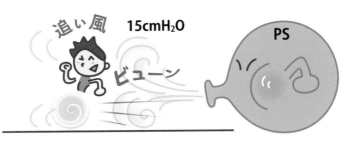

離床の留意点

PSはあくまで「自発呼吸をサポート」する役割です。PSを上げることで1回換気量増加、換気回数や呼吸仕事量の減少が期待できます。しかし、PSはあくまで吸気時だけに陽圧がかかるので、1回換気量の保証はされません。また、PSを上げたからといってCO_2の排出量や、分時換気量は変化しません。そのため、離床時には換気の状態を確認しつつ、患者さんがどの程度のサポートを必要としているかを注意深く確認しましょう。

データに関するQ&A

Q1 吸気時間が短い場合、PSはどのようにサポートしているのでしょうか？

A1 PSはあくまでも本人の吸気に合わせて陽圧をかける設定ですので、吸気時間は一定になりません。吸気時間が短ければ吸気はすぐに終わり、1回換気量が少なくなってしまいます。1回換気量を保つためには、自発のみのモード設定ではなく、強制換気を考慮することも必要です。

Q2 昨日、PS 5cmH₂Oだった患者さんが、15cmH₂Oになっていました。どう考えたらいいですか？

A2 自分で吸う力が落ちていると考えられます。呼吸筋が疲れているのかもしれません。設定から考えられることは、呼吸筋を休ませたいかもしれないので、離床で負荷をかけるべきかよく相談して行う必要があります。

F_IO_2

F_IO_2：Fraction of Inspiratory Oxygen

アウ値

↑ **0.6**

↑ 高値：低酸素状態、重症呼吸不全
など

● F_IO_2とは

吸入酸素濃度は、吸った空気に含まれる酸素の濃度を表します。通常、私たちが吸っている空気（room air）では F_IO_2 は0.21（21％）になります。100％酸素濃度では、F_IO_2：1.0 と表されます。

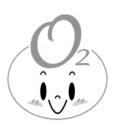

離床の留意点

F_IO_2が高値の場合、酸素化が悪いということになります。低酸素血症などが原因で人工呼吸器管理となった場合、F_IO_2：1.0から開始し徐々に減らしていきます。F_IO_2の高い状態が続くと肺に負担がかかり、肺障害が生じたり、吸収性無気肺を生じたりということがあります。そのため、レントゲン所見の確認やフィジカルアセスメントで患者さんの胸郭の動きや呼吸数などを必ず確認しておく必要があります。

データに関するQ&A

Q F_IO_2の値で離床の可否を判断できますか？

A F_IO_2のみでの離床の判断はしませんが、先行研究によるとF_IO_2「0.6」がkeyになっており、人工呼吸器をつけたまま歩行練習を実施するなど[4]、離床の基準を示した報告において、0.6まではLow risk（リスクが低い）とされています[5]。では、F_IO_2：0.7だと離床は絶対禁忌となるのでしょうか？そうではありません。0.7以上では、有害事象のリスクはやや高くなりますが、離床することのメリットがそれを上回る場合は、予防策や禁忌事項の把握などのリスク管理をしっかりとした上で実行することもあります[3]。信号に例えると、0.6までを青信号だとすれば、それ以上は黄色信号、つまり注意しながら離床を検討することもあるということになります。しかし、F_IO_2のみを離床の判断基準にしてしまうことは非常に危険です。重要なのは、なぜ今、F_IO_2が高い状態なのかという病態の把握はもちろん、単一のパラメーターだけに捉われず、その他の指標（全身状態やバイタルサイン、呼吸数や換気量など）をトータルで考えて離床を進めていくことです。自信がなければ、ベテランの先輩や医師に聞きながら行うことで有害事象の発生を減らすことになり、より安全な離床が行え、自分自身の臨床力が養われていきます。

Tモード

Tモード：Timed-Mode

分類

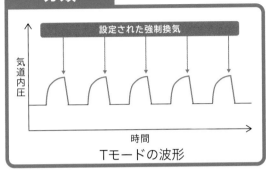

設定された強制換気

気道内圧

時間

Tモードの波形

▶Tモードとは

マスク式のNPPV（非侵襲的陽圧換気療法）において、すべての換気が設定された分時呼吸回数で行われる、強制換気となるモードです。設定された吸気圧（IPAP）と呼気圧（EPAP）を交互に切り替えることで換気を行います。「自発呼吸がない」場合に用いるのではなく、「強制換気に合わせて自発呼吸を行う」モードです。よって、自発呼吸時に合わせて送気することはしません。

離床の留意点

SモードやS/Tモードは自発吸気を感知して送気しますが、Tモードはこの自発吸気を感知することが難しい患者さんに対して使われます。強制換気に合わせて吸気をするよう促すことで、吸気努力せずに呼吸筋を休息させることができます。離床時には、血液ガスデータやバイタルサイン・呼吸努力などのアセスメント＋ファイティングの頻度・有無を確認することが必要です。吸気努力が緩和しない場合は、換気モードをS/Tモードへの変更を検討しましょう。

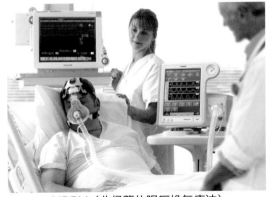

NPPV（非侵襲的陽圧換気療法）

写真協力：フィリップス・ジャパン

データに関するQ&A

Q Tモードの初期設定はどのように行うのでしょうか？

A まずは患者さんの呼吸パターンを観察し、呼吸回数、吸気・呼気の時間、呼吸努力の状態などを観察しましょう。その上で初期設定を行いますが、呼吸回数は患者さんの実際の自発呼吸数より多く設定します（おおむね15〜30回/分）。その上で可能であればグラフィックモニターをチェックし、強制換気と自発換気がぶつかるファイティング波形（右図）の有無を確認します。吸気時間の後半に圧が上昇する波形が確認されれば、設定した吸気時間が長いことが示唆されていますので、吸気時間の設定を見直し、再度波形をチェックしましょう。

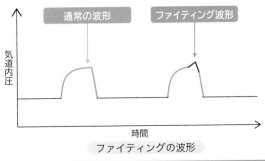

通常の波形　　ファイティング波形

気道内圧

時間

ファイティングの波形

S/Tモード

S/Tモード：Spontaneous/Timed-Mode

分類

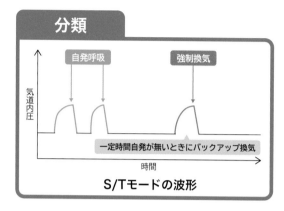

S/Tモードの波形

S/Tモードとは？

患者さんの自発呼吸に同期して換気をサポートするモードSモードと、一定の時間、自発呼吸がない場合にバックアップ換気として、強制換気を行うTモードを合わせ持ったモードです。バックアップ換気の回数が設定可能です。どちらの利点も得られることから、臨床でよく使用されます。

豆知識

NPPVのマスクの種類
（フルフェイスマスク）

フルフェイスマスクは、鼻と口を覆うタイプで、主に急性期で使用されています。利点は、鼻閉時や開口時でも換気が可能です。欠点は、喀痰の排出や食事摂取や会話が困難になります。

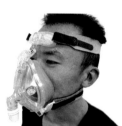

離床の留意点

高二酸化炭素血症の患者さんや、呼吸筋・呼吸補助筋の弱化や疲労により、必要な換気量を維持することが困難な患者さんへ選択します。離床時には、自発呼吸時に十分な換気量が確保されているか確認すると同時に、吸気努力の度合いを呼吸補助筋の活動度合いや患者の自覚から呼吸苦を敏感に察知するようにしましょう。

データに関するQ&A

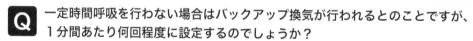

Q 一定時間呼吸を行わない場合はバックアップ換気が行われるとのことですが、1分間あたり何回程度に設定するのでしょうか？

A S/Tモードのバックアップは一定時間、吸気トリガーが検出されない場合に作動します。その主たる原因は、自発呼吸の減弱や無呼吸です。バックアップの回数は患者さんの自発呼吸回数より少ない10〜15回程度に設定することが多いです。ただし、患者さんの呼吸状態によって設定するバックアップ回数は変化します。たとえば、頻呼吸傾向で呼吸が浅く、呼吸補助筋の過活動が目立つ場合には強制換気をしっかりと行い、異常な呼吸パターンを抑制することも必要になります。そのような場合は、前述よりやや多めに設定することもあるでしょう。バックアップ換気が作動した際の換気量もしっかりと確保できているか、確認するのも大切です。

Sモード

分類

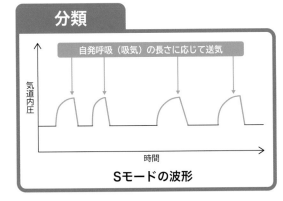

自発呼吸（吸気）の長さに応じて送気

気道内圧 / 時間

Sモードの波形

●Sモードとは？

患者さんの自発呼吸に同期して換気をサポートするモードです。息を吸い始めるときに吸気圧（IPAP）を送気し、吐くときは呼気圧（EPAP）に圧を下げます。自発呼吸がなければ換気の補助は行わないため、安定した自発呼吸がある患者さんが対象となります。

離床の留意点

呼吸筋疲労により、必要な換気量を維持することが困難な患者さんへサポートが必要な場合に選択します。離床時には、自発呼吸の補助のみで十分な換気量が確保されているか確認する必要があります。自発呼吸が安定していない場合は、S/Tモードへの変更など検討する必要があります。また、吸気努力の度合いを呼吸補助筋の活動度合いや患者の自覚から評価することも必要です。

豆知識

NPPVのマスクの種類
（ネーザルマスク）

ネーザルマスクは、鼻のみを覆うタイプで、主に回復期や在宅で使用されています。食事や会話が可能です。開口するとリークが増し、換気が不十分となる可能性があります。

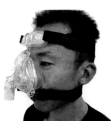

データに関するQ&A

Q NPPV導入後、治療経過によって離脱や中止となる場合の目安を教えて下さい。

A NPPV導入後は治療効果の有無によって離脱や中止を検討します。
導入後、原疾患の治療経過が良好で意識レベル、血液ガスデータや呼吸回数・呼吸困難感が改善の場合は、徐々に呼吸器の設定をマイルドにしていきます。具体的には呼吸回数（バックアップ回数）、IPAP、EPAP、F_IO_2などを徐々に下げていき、前述の評価項目に変化がないか評価します。離脱の目安としてIPAPは6〜8cmH$_2$O、EPAPは4cmH$_2$O程度、F_IO_2は30％（0.3）以下の設定でSpO$_2$が97％以上保持可能な場合（ベースラインによる）と考えます。上記設定でも問題なさそうであれば、酸素投与デバイス（単純フェイスマスクなど）に変更し、低酸素血症に留意しながら離脱の時間を設定していきます。その際は、いつでも再装着できる環境を整えておきましょう。一方、中止となる場合は、NPPV導入後も血液ガスデータや呼吸状態が改善しない場合や、意識レベルが低下している場合、受け入れや同調性が悪い場合となります。具体的には導入後1時間を目安に改善がなければ、気管挿管などへの変更を検討する必要があります。

4章

EPAP・IPAP

EPAP : Expiratory Positive Airway Pressure | IPAP : Inspiratory Positive Airway Pressure

アウ値

EPAP ⬆ **10** cmH$_2$O

IPAP ⬆ **20** cmH$_2$O

● EPAP・IPAPとは

EPAPは、呼気時によって加えられる圧のことです。常に肺が膨らんだ状態になるので、酸素化の改善が期待できます。IPAPは吸気に加えられる圧であり、これが高いほうが、吸気時の換気量が増えます。

⬆ 高値：急性（重症）呼吸不全　など

離床の留意点

EPAP・IPAPは病態や緊急性にもよりますが、一般的には圧は低い圧から開始します。EPAPの初期圧設定の目安は急性呼吸不全では4〜6cmH$_2$O、慢性呼吸不全では2〜4cmH$_2$O程度です。IPAPの初期圧設定の目安は、急性呼吸不全では8〜10cmH$_2$O、慢性呼吸不全では6〜8cmH$_2$O程度です。IPAPは圧設定が高いほど一回換気量が多くなります。また、EPAPが高値だと胸腔内圧が上昇し血圧が低下する可能性があるため、合わせて留意しましょう。

データに関するQ&A

Q 人工呼吸器のPEEPとPSという設定は、NPPVのEPAPとIPAPと同じと考えて良いのでしょうか？

A NPPVのEPAPとIPAPは、それぞれ人工呼吸器のPEEP ▶詳しくはP.136 とPS ▶詳しくはP.137 と原理は同じと考えてよいでしょう。PEEPとEPAPは同じ圧設定ですが、PSとIPAPの圧設定は異なります。PSはIPAPからEPAPを引いた圧、つまり、2つの圧の差がPSに相当します。どちらも患者さんの吸気・呼気時に加える圧を切り替えており、その圧の呼称が異なるだけと考えましょう。下図を参照に、適切な用語を使用しましょう。

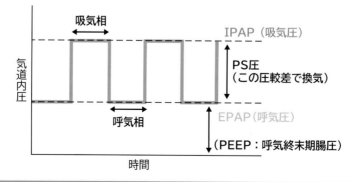

術後合併症を予防せよ！
肺機能検査のみかた

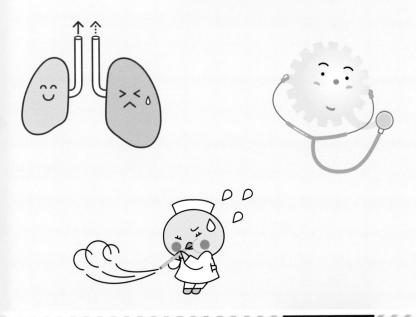

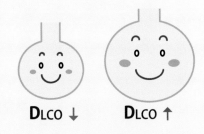

D_{LCO} ↓   D_{LCO} ↑

肺活量（VC）

基準値　男：3500 mL　女性：2500 mL

▶ ポケットマニュアル「呼吸ケアと早期離床」　P.51参照

アウ値

男性：↓ **2500** mL
女性：↓ **1500** mL

▶ 肺活量とは

空気をいっぱい吸い込んで、それを全て吐き出したとき、どれだけ出したかの量を指します。年齢、身長、性別などで基準値が変わります。（体が大きければ増加します）

↓ 低値：肺線維症、じん肺、筋・神経の病気　など

※通常% VC と合わせ判断しますが、この値は低すぎる値の場合、肺の弾力性の低下・胸郭の拡張性の悪い病態が予測されます。

離床の留意点

外科の術前に行われる肺機能検査などで、この値が低すぎる患者を目の前にした場合、拡張性の悪い肺が潜んでいます。術後長期臥床で誘発される「無気肺」を予防するため、可能な限り早く離床できるようチームで心がけましょう。

データに関するQ&A

Q 人工呼吸器をつけている患者さんや、肺機能検査のデータがない患者さんなどの肺活量を知る方法はありますか？

A 人工呼吸器管理患者では、一回換気量をみると良いでしょう。呼吸器が量設定の場合は別ですが、それ以外では体重1kgあたり10mL前後の換気があれば肺や胸郭柔軟性は十分です（体重60kgで500mL〜600mL、体重80kgであれば700mL〜800mL程度）。厳密にいうと肺活量とは異なりますが、ご質問にあるような場合は、これである程度肺の状態を想定します。

肺機能検査データがない在宅や外来患者では、胸郭柔軟性は呼吸様式の観察や徒手などでアセスメントをしましょう。健康な方と胸郭の動きを比べ、明らかに動きが悪い（深呼吸などをした際の前後・上下の動き）と感じる場面があれば、胸郭の柔軟性を高める運動（ストレッチや棒体操）を促すと良いでしょう。

胸郭ストレッチの一例

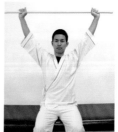
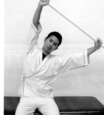
棒体操

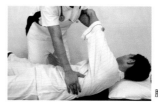
胸郭回旋ストレッチ

%肺活量（%VC）

基準値　80％以上（年齢、身長から出された予測値がベース）

▶ ポケットマニュアル「呼吸ケアと早期離床」　P.51参照

アウ値

↓70%

▶ %肺活量とは

年齢や性別などから算出される予測肺活量（基準）をもとに、実際に測定された量と比べての比率（％）を調べた値です。

▼ 低値：拘束性換気障害（肺線維症、肺結核、間質性肺炎）　など

離床の留意点

スパイロメトリー検査などで%VCが低い症例は、肺と胸郭の拡張性が低いことを指します。術後や入院直後など、無気肺は肺炎を誘発しないよう、ベッドをフラットにする時間をなるべく減らす・座ってもらう・早期離床するなど、多職種で行うようにしましょう。

データに関するQ&A

Q %VCが低い場合の注意点は理解できました。離床を考える場合のスパイロメトリー検査で%VCと一緒にみていたほうが良い値はありますか？

A 一緒にみておくべき指標として「$FEV_{1.0}$%（1秒率）」があります。%VCが基準値の80%を下回り、さらに$FEV_{1.0}$%が基準値の70%を下回っている病態を「混合性換気障害」といいます。この混合性換気障害の代表格がCOPD、肺気腫などです。混合性換気障害がある方では、治療による長期臥床、手術での経口挿管・麻酔の影響による術後の喀痰喀出障害や無気肺など多くの呼吸器合併症誘発が予測されます。また換気不良による酸素化障害も考えられます。このような病態が認められる場合、より早期に患者を離床させるプランニングを多職種で行うことが、合併症を防ぐという点で非常に大切です。

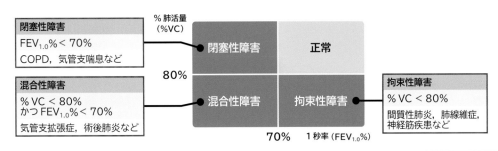

閉塞性障害
$FEV_{1.0}$% < 70%
COPD，気管支喘息など

混合性障害
%VC < 80%
かつ $FEV_{1.0}$% < 70%
気管支拡張症，術後肺炎など

拘束性障害
%VC < 80%
間質性肺炎，肺線維症，神経筋疾患など

%肺活量（%VC）

閉塞性障害　｜　正常
80%
混合性障害　｜　拘束性障害
70%　1秒率（$FEV_{1.0}$%）

%1秒量（%FEV$_{1.0}$）

予測値（L）　年齢、身長、性別で予測値がかわります。

ポケットマニュアル「呼吸ケアと早期離床」　P.51参照

アウ値

↓ **50**%

%1秒量とは

1秒量は努力性肺活量（FVC）測定時、呼気開始から1秒間ではき出された息の量を指します。% FEV$_{1.0}$は年齢と身長から計算された予測値に対する実測値の比率です。% FEV$_{1.0}$は気流閉塞の強さをみる指標にもなり、% FEV$_{1.0}$が低いほど気流閉塞が強いと判断されます。

% FEV$_{1.0}$（%）＝実測 FEV$_{1.0}$ ／予測 FEV$_{1.0}$ × 100

⬇ 低値：慢性閉塞性肺疾患（COPD）、気管支喘息（閉塞性換気障害）　など

離床の留意点

COPDではFEV$_{1.0}$、%FEV$_{1.0}$が低いほど運動時にSpO$_2$が低下すると報告されており[1]、注意が必要です。FEV$_{1.0}$は呼吸器疾患で低下するイメージがありますが、慢性心不全でもFEV$_{1.0}$低下が運動耐用能に影響するという報告もあり[2]、心疾患との関連も指摘されています[3]。

データに関するQ&A

Q %FEV$_{1.0}$が低下している患者さんのフィジカルアセスメントは何を気をつけるべきでしょうか？

A フィジカルアセスメントは、聴診が大切です。COPDでは呼気時間の延長や、痰による水泡音（coarse crackle）が聴取されることがあります。水泡音が聴取されるときは、ハッフィングや咳嗽で排痰を促します。排痰により換気や酸素化の改善が期待でき、スムーズな離床につながります。気管支喘息では呼気時に笛様音（wheeze）が聴取され、症状が強いと聴診器を使用しなくても喘鳴が聴取されることもあります。離床や運動時に笛様音や喘鳴が強くなる場合は、離床レベルや運動強度に注意が必要です。

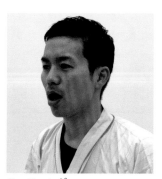

ハッフィング

1秒率（FEV$_{1.0}$%）

基準値　70％以上

▶ ポケットマニュアル「呼吸ケアと早期離床」　P.51参照

アウ値

↓ **60**%

▶1秒率とは

最初の1秒間に努力性肺活量（FVC）のうち何%を吐き出せたかを表す値です。

$$FEV_{1.0}\%（\%）=FEV_{1.0}／FVC×100$$

豆知識

ゲンスラーの1秒率とテフェノーの1秒率

上記の式は、1秒量をFVCで割った値でゲンスラーの1秒率といいます（FEV$_{1.0}$%G）。FVCではなくVC（肺活量）で割ったものをテフェノーの1秒率（FEV$_{1.0}$%T）といい、COPD患者の場合、より著明に低下がみられます。

▼ **低値：** COPD、気管支喘息（閉塞性換気障害）　など

離床の留意点

閉塞性換気障害では、気道が狭くなることで息がはきにくくなり、呼吸困難感が出現する可能性があります。離床時に運動負荷がかかることで呼吸困難感がさらに強くなるため、そのような患者さんに対しては口すぼめ呼吸を指示します。

データに関するQ&A

Q なぜ口すぼめ呼吸が呼吸困難感の軽減に良いのでしょうか？

A COPD、特に中～重症例では呼気時に気道閉塞が生じ、息が吐きにくくなります。また離床や運動時は身体の酸素需要が増加するため一回換気量や呼吸数が増えますが、COPDでは息がはきにくく、呼気が終わる前に次の吸気に移らざるを得ないことがあり、肺内に多くの空気がたまった状態で呼吸を繰り返します。この状態を動的過膨張といい、呼吸困難感の原因のひとつといわれています。口すぼめ呼吸は気道を広げる作用があり、気道閉塞を軽減します。しっかり息をはけると次の吸気も楽になるため、呼吸困難感の軽減効果があります[4]。リハビリだけではなく、入浴、階段などの日常生活動作場面でも口すぼめ呼吸を指導するとよいでしょう。

空気とらえこみ指数 (ATI)

基準値 5％未満

ATI：Air-Trapping Index

アウ値

⬆ **25**％

ATI（％）
= （VC-FVC） ／VC×100

▶ 空気とらえこみ指数とは

閉塞性換気障害の場合は、努力呼出を行うと気道閉塞のため呼気が不十分となり、肺活量より努力性肺活量が低下する現象を空気とらえこみ現象といいます。

努力性肺活量

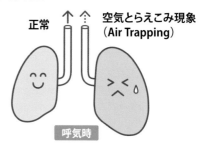

正常　　空気とらえこみ現象
（Air Trapping）

呼気時

⬆ 高値：慢性閉塞性肺疾患（COPD）、気管支喘息（閉塞性換気障害）　など

離床の留意点

空気とらえこみ指数は、呼気が十分に行えない病態で高値を示します。特にCOPDでは、労作時に気道閉塞を引きおこし、空気とらえこみ指数が上昇します。離床や運動時に息がはききれず、浅い呼吸になる可能性があるため、頻呼吸にならないか・胸郭の動きが小さくならないか、注意が必要です。息がはききれていない場合は、口すぼめ呼吸を行い、息をはききれるように指導しましょう。

データに関するQ&A

Q 肺活量（VC）と努力性肺活量（FVC）の違いを教えてください。

A 肺活量と努力性肺活量の違いは、肺機能検査の測定方法です。肺活量の測定はゆっくり・最大限に呼吸を行った量を測定したものです。対して、努力性肺活量は最大吸気位から最大呼気位まで、できるだけ強く速く呼出した量、つまり一気に吐き出す量のことです。健常者の肺活量と努力肺活量は、ほぼ同じ量となります。しかし、閉塞性換気障害では、気道が狭くなり、息が吐き出しにくくなるため、努力性肺活量のみ低下することになります。肺活量が低下する障害は拘束性換気障害と呼ばれ、息が吸い込みづらくなる病態です。肺が固く、膨らまないため、ゆっくり吸い込んでも量が確保できず、肺活量が低下します。

クロージングボリューム (CV)

基準値　10 %

CV：Closing Volume

▶ ポケットマニュアル「呼吸ケアと早期離床」　P.53参照

アウ値

↑25 %

▶ クロージングボリュームとは

肺全体に空気が均一に取り込まれているかを検査することで、気道の閉塞の状態を評価する指標です。最大呼気位から100%酸素を吸入し、再度最大呼気位まで吐き出す際の、N_2濃度を計測することで得られます。

↑ 高値：COPD、気管支喘息、加齢　など

離床の留意点

CVは末梢気道閉塞の状態を予測する指標です。明確なカットオフ値はありませんが、20〜25%以上の値は、低酸素血症を起こす目安といわれています。この状態では離床に伴う息こらえにより、急激な低酸素を引き起こすリスクがあるため、動作時の呼吸法指導が重要となります。

データに関するQ&A

Q 単一呼出曲線の第IV相でN_2濃度が上昇するのはなぜですか？

A 単一呼出曲線の第IV相でN_2濃度が上昇する理由は、肺尖部にN_2が多く存在するためです。まず単一呼出曲（下図）から説明します。CVを評価するN_2法では、下図の第I相から第IV相までのN_2濃度を計測します。第I相では気道にある100%酸素が出てくるためN_2濃度ゼロです。第II相では、肺底部から含むガスが出てくるため急激にN_2濃度が上がります。第III相では、その後肺底部から徐々に肺尖部に向かって呼気が出ていきますが、N_2濃度はほぼ一定のため横ばいとなります。　第IV相ではいよいよ呼気が終わりの方になると、最後は肺底部の気道が閉塞し、肺尖部からガスが出てきます。肺尖部には元々N_2が多く存在するため、再びN_2濃度は上昇するのです。この時期をCVと呼びます。COPDではエアートラッピングの影響によりN_2の貯留が過剰となり、CVが増加します。すなわち、末梢気道閉塞の存在を示します。

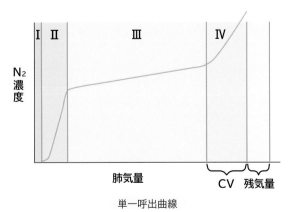

単一呼出曲線

検査値 5-07 肺拡散能（D_{LCO}）

基準値　**80％以上**　　　D_{LCO}：Diffusing capacity of the Lung for carbon monoxide

アウ値

↓**50**％

▶肺拡散能とは

酸素が、肺胞から毛細血管の間を拡散して移動する能力のこと。検査には、血流の影響を受けない一酸化炭素（CO）が用いられる。

▼ 低値：間質性肺炎、肺線維症、COPD　など

離床の留意点

D_{LCO}が低下しているときは、ガス交換がうまくできず、離床によって容易に低酸素を起すため、負荷量に気をつけましょう。D_{LCO}が低下する要因には、呼吸障害以外にも、貧血や心疾患もあるので、背景の病態把握も重要となります。

データに関するQ&A

Q D_{LCO}は換気量に影響すると聞いたことがありますがどういうことですか？

A 沢山息を吸うと肺胞が膨らみ、肺胞と毛細血管の接する面積が増えるため、D_{LCO}は値が大きくなります。この影響を除いて、拡散能を評価するものにD_{LCO}/VAがあります。VAは肺胞気量のことで、これでD_{LCO}を割ることによって、肺胞気量に見合った拡散が行われているかをみることができます。例えば、COPDでは、肺胞気量は大きくなるため、D_{LCO}は増加しますが、D_{LCO}/VAは低下し、実際の重症度を反映しています。一方で、間質性肺炎では肺胞気量が減少するため、D_{LCO}/VAよりもD_{LCO}の低下の方が重症度を反映します。臨床ではセットでみることをお勧めします。

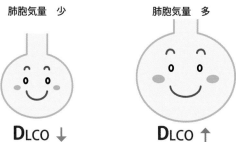

肺胞気量　少　　　　　　肺胞気量　多

D_{LCO} ↓　　　　　　D_{LCO} ↑

血液循環検査のすべて！
心臓・脳のみかた

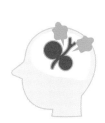

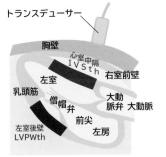

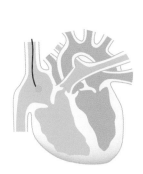

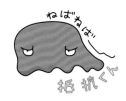

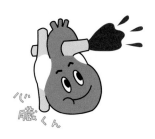

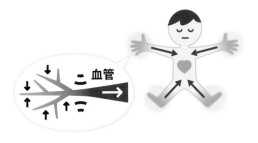

LVEF（左室駆出率）

基準値　55〜75%

LVEF：Left Ventricle Ejection Fraction

▶ 実践! 離床完全マニュアル 2　P.91参照

アウ値

↓**30**%

●LVEFとは

全身に血液を送り出す左心室の収縮力（ポンプ力）を表す指標で、左心室が蓄えた血液量をどの程度全身に送り出したかをパーセンテージ化したものです。臨床でよく使われる EF とは、この LVEF を指します。

⬇ 低値：心不全、虚血性心疾患、拡張型心筋症　など

離床の留意点

LVEFが低値の場合、低心機能であることを意味し、末梢組織が必要とする血液量を十分に供給できない心不全の状態に陥る可能性が高くなります。離床する際には、心不全の増悪に注意が必要です。過度な心負荷を与えないよう、自覚症状（疲労感・息切れ感など）やバイタルサインから許容範囲内の離床レベルの見極めがポイントです。

データに関するQ&A

Q LVEFが保たれているのに、心拍出量が減少している症例に出会いました。どのように解釈すればよいのでしょうか？

A ご質問にある、LVEFが保たれているにも関わらず、心不全症状を呈する症例は、ヘフペフ（HFpEF）という病態であり、全心不全症例の約半数を占めるといわれています[1]。ヘフペフの多くは左室の拡張不全を認めること、つまり左室の血液取り込み力が低下していることを意味します。よって、左房から左室への血液の受け渡しが不十分となり、全身への心拍出量が低下してしまうのです。実際にヘフペフの予後はヘフレフと同様に悪いとする報告もあります[2]。

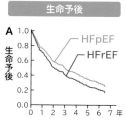

生命予後

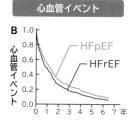

心血管イベント

HFrEF vs HFpEF[3]

LVEFに基づいた心不全分類

LVEF 50%以上の心不全	ヘフペフ（HFpEF：Heart Failure with preserved Ejection Fraction）
LVEF 40%以上〜50%未満	ミッドレンジ（HFmrEF：Heart Failure with mid-range Ejection Fraction）
LVEF 40%未満の心不全	ヘフレフ（HFrEF：Heart Failure with reduced Ejection Fraction）

Simpson EF

基準値　55〜75%

Simpson EF：Simpson Ejection Fraction

アウ値

↓ **30**%

↓ 低値：心不全、虚血性心疾患、
　　　　拡張型心筋症　など

● Simpson EFとは

LVEFの別法です。左室の長軸を20等分し、その総和を左室容積と捉えて算出するもので、局所的な壁運動異常がある場合に信頼性の高い指標となります。

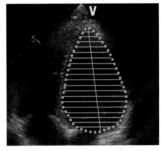

離床の留意点

Simpson EFが低値の場合、低心機能であることを意味し、末梢組織が必要とする血液量を十分に供給できない心不全に陥る可能性が高くなります。離床する際には、心不全の増悪に注意が必要です。過度な心負荷を与えないよう、自覚症状（疲労感・息切れ感など）やバイタルサインから許容範囲内の離床レベルの見極めがポイントです。

データに関するQ&A

Q LVEFとSimpson EFはどのように使い分けたら良いでしょうか？

A LVEFは拡張期と収縮期の左室容積を算出して求められます。

$$LVEF = (LVEDV - LVESV / LVEDV) \times 100 \, (\%)$$

LVEDV：左室拡張末期容積
LVESV：左室収縮末期容積

一般的に行われているMモードでのLVEFの測定は、一次元レベルの簡便な方法ですが、局所的な壁運動異常をきたす虚血性心疾患、拡大心をきたす拡張型心筋症などの症例には過大評価あるいは過少評価され、検査結果の信頼性が落ちてしまいます。一方でSimpson EFでは、図のように左室の長軸を20個のディスク等分し、その総和を左室容積とみなして算出する三次元レベルの計測方法です。Simpson EFは細かく左室容積を捉えており、より精度の高い方法として位置付けられ、ASE（米国心エコー図学会）もSimpson EFを用いることを推奨しています。しかし、ある程度の熟練と手間がかかるのが難点で、ルーチンで計測するのは臨床的ではありません。症例の病態に合わせて正しく左室収縮能を評価し、リスクに配慮した安全な離床方法を検討しましょう。

%FS（左室内径短縮率）

基準値　30〜50％

アウ値

↓ **20**%

▶ %FSとは

全身に血液を送り出す左心室の収縮力（ポンプ力）を表す指標です。左心室が収縮する際に内方に向かって動く距離をパーセンテージ化したものです。

⬇ 低値：心不全、虚血性心疾患、拡張型心筋症　など

離床の留意点

%FSが低値の場合、低心機能であることを意味し、末梢組織が必要とする血液量を十分に供給できない心不全に陥る可能性が高くなります。離床する際には、心不全の増悪に注意が必要です。過度な心負荷を与えないよう、自覚症状（疲労感・息切れ感　など）やバイタルサインから許容範囲内の離床レベルの見極めがポイントです。

データに関するQ&A

Q %FSとLVEFの関係を教えてください。

A LVEFと%FSは、共に左室収縮能の代表的な指標です。左室収縮能は心臓のポンプ機能を反映し、心不全の重症度判定、心疾患の治療効果や手術適応の判定、心疾患の予後予測に重要であることから、正確に評価することが求められます。LVEFは拡張期と収縮期の左室容積を算出して求める（simpson EFの項参照）のに対し、%FSは、左室容積を算出することなく、拡張期と収縮期の左室径から簡単に求めることができます。

$$\%FS＝（LVDd−LVDs）/ LVDd×100（\%）$$

%FSはLVEFよりも簡便に求めることができることが利点として挙げられます。しかし、左室の長さで求める1次元レベルの評価であるため、左室全体が均一に収縮している場合にのみに適応が限られます。局所的な壁運動異常が認められる場合には、正確な心機能を反映しません。3次元心エコーは、左室形態を仮定する必要がなく、正確に左室容積を評価することができますが、ある程度の熟練と手間がかかるのが難点です。それぞれの検査のメリットやデメリットを理解し、離床の治療効果や離床を行う上でのリスク管理に有効活用しましょう。

LVDd（左室拡張末期径）

基準値　35～55 mm

LVDd：Left Ventricular end-Diastolic Dimension

▶ 実践！離床完全マニュアル2　P.91参照

アウ値

↑ **70** mm

↑ 高値：拡張型心筋症、
　　　　大動脈弁閉鎖不全症、
　　　　僧帽弁閉鎖不全症　など

▶ LVDdとは

左室が最大限に拡張したときの径です。

左心室

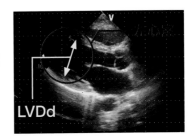

LVDd

離床の留意点

LVDdが高値の場合、心室性の不整脈（PVC、VTなど）の出現に注意が必要です。また、左室の拡張による僧帽弁の弁輪拡大・腱索の牽引（テザリング）が起きると僧帽弁閉鎖不全症を合併することがあり、心不全の増悪に注意した離床レベルの設定がポイントです。

6章

データに関するQ&A

Q 何mm以上で左室の拡大といえますか？

A LVDd 56mm以上で左室拡大と考えます。左室拡大の程度としては下記のように分類されます。体重40kg前後の小柄な症例の場合は、LVDd 50mm程度でも左室拡大の可能性があるため、個々の体格を考慮した評価を行う必要があります。左室拡大の代表的疾患は拡張型心筋症（DCM：Dilated Cardiomyopathy）です。両心室が拡大し、ゴムの弾力性を失ったかの様に全体的な心室の壁運動が低下を認めるのが特徴です。LVEF 10～30%の超低心機能で、収縮期血圧が70～90台の低値の中で離床を試みることもしばしば経験します。段階的離床で細かく評価を行い、過負荷にならない離床レベルの設定が必要となります。

LVDdの値による左室拡大の目安

軽度の左室拡大	56 ～ 64mm
中等度の左室拡大	65 ～ 74mm
重度の左室拡大	75mm 以上

LVDs（左室収縮末期径）

基準値　20〜40 mm

LVDd：Left Ventricular end-Systolic Dimension

▶ 実践！離床完全マニュアル2　P.91参照

アウ値

↑ **55** mm

▶ LVDsとは

左室が最大限に収縮したときの径です。

左心室

LVDs

↑ 高値：心不全、拡張型心筋症　など

離床の留意点

LVDsが高値の場合、心臓の収縮力が低下している可能性があります。離床する際には心不全の増悪に注意が必要です。また、LVDdとの差を評価することで心機能の程度がより明確になるため、合わせて評価を行うようにしましょう。

データに関するQ&A

Q LVDsは何mm以上で収縮障害といえますか？

A LVDsの数値だけでは収縮障害は疑いません。LVDdからLVDsを引いた値から左室がどれだけ収縮したかを確認します。この値が15mm未満で、低心機能であることを疑います。筆者の臨床経験上、LVDdとLVDsの差が5〜10mmになった症例のLVEFは15〜30%の超低心機能であることが多くみられます。その場合、収縮期血圧<80mmHgの症例も数多く存在します が、心不全徴候の有無と自覚症状（疲労感・息切れ感）の確認を行いつつ、段階的に離床を進めていきましょう。LVDsは心臓弁膜症のガイドライン[4]において、LVEFと同様に心機能の指標になること、また、その程度により外科手術が適応か否かの判断材料になることが示されています。心機能の程度としては右記のように分類されているので参考にしてください。

LVDsの値による心機能分類

軽度低下	40 〜 50mm
中等度低下	50 〜 55mm
高度低下	55mm 以上

左室拡張末期容積 （LVEDV）

基準値　男性93±20 mL　女性74±17 mL　LVEDV：Left Ventricular End-Diastolic Volume

アウ値

↓ 起立時**50**％以上の低下

↓ 低値：心不全、心筋虚血、
　　　　重度の心室肥大、
　　　　肺血管抵抗上昇

▶ 左室拡張末期容積とは

左室が最も広がったときの容積で、左室拡張末期圧（LVEDP）・右房圧（RAP）とともに前負荷の指標になります。

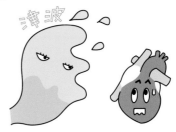

離床の留意点

左室拡張末期容積（LVEDV）は、起立時に低下します。その低下量は50mLという報告[5]や起立性調節障害例では3分の1に減少するという報告[6]もあります。起立時に50％以上低下し、めまいなどの症状を伴う場合には、注意が必要です。

豆知識

重度の肥大型心筋症

左室拡張末期容積（LVEDV）が低下する重度の肥大型心筋症では、胸痛・息切れ・呼吸困難・動悸・失神など、様々な症状がみられます。頻脈による心拍出量低下によって、失神する危険があるため、激しい運動は禁忌となります。

データに関するQ&A

Q 左室拡張末期容積（LVEDV）が増えるのはどういったときですか？

A 左室に戻ってくる血液量により決まります。塩分貯留などで血液量が増した場合と、血管内水分の85％を占める静脈が交感神経刺激で収縮した場合があります。また、心不全で心臓の収縮力が低下すると血液を出しきることができず、心室内に残ってしまうためLVEDVが増加します。

豆知識

左室拡張末期容積の活用法

左室拡張末期容積（LVEDV）は急性の患者では左室の前負荷の指標ですが、慢性的にみると、左室のゆがみ、左室リモデリングの指標にもなります。

6章

右室駆出率（RVEF）

基準値　40〜60％

RVEF：Right Ventricular Ejection Fraction

アウ値

↓ **20**％

▶ 右室駆出率とは

右心室から肺動脈へ血液を送り出す収縮力を表す指標です。

⬇ 低値：三尖弁閉鎖不全、肺動脈弁狭窄、循環血液量の減少、心室中隔欠損症

離床の留意点

右室駆出率が低下すると左房への血液量が低下し、一回拍出量（SV）が低下します。一回拍出量が低下する場合は、血圧も不安定となるため、バイタルサインを確認しながら離床を進めてください。

データに関するQ&A

Q 右室機能の評価は何に役立ちますか？

A 右室は、左室にへばりつくように三日月型をしており、壁が薄く内腔が複雑な構造となっているため正確な測定が困難だとされてきました。しかし、近年では、右室駆出率はNYHA分類、%peak VO$_2$などとならんで心不全の独立した予後規定因子と報告され[7]、20％を下回ると予後が悪いとされています。心不全のリスク管理として使ってみてください。

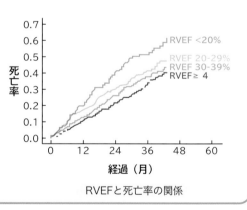

RVEFと死亡率の関係

豆知識

右室壁の特徴

右室は、筋量が少ないため壁が薄くコンプライアンスが高いという特徴があります。そのため、前負荷の変化に強い一方、後負荷の変化には弱く、肺高血圧症が生じると右室一回拍出量は著しく減少します。

IVSth（心室中隔壁厚）・LVPWth（左室後壁厚）

基準値 それぞれ7～11 mm

IVSth：Thickness of Interventricular Septum

ILPWth：Thickness of Left Ventricular Posterior Wall

▶ 実践！離床完全マニュアル 2　**P.91参照**

アウ値

↑16 mm

● IVSth・LVPWthとは

IVSth とは心室中隔の壁の厚さを示す指標です。
LVPWth とは左室後壁の厚さを示す指標です。

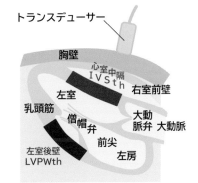

↑ 高値：肥大型心筋症、大動脈弁狭窄症、心アミロイドーシス、高血圧症　など

6章

離床の留意点

IVSthとLVPWthが高値の場合、左室肥大が疑われます。高血圧症の既往を有する場合、求心性左室肥大（内方に向かう肥大）が起こり、左室内容積が減少します。よってLVEFが保たれていても心拍出量が減少します。臨床症状としては、失神・胸痛の出現、心不全症状（疲労感・息切れ感など）に留意して離床を進めましょう。

データに関するQ&A

Q IVSthとLVPWthは何mm以上で左室肥大といえますか？

A IVSthとLVPWthを測定し、12mm以上あれば左室肥大と診断できます。左室肥大は、左室全体が均一に厚くなるびまん性と、左室の一部が厚くなる限局性のものがあります。びまん性左室肥大を認める場合には、高血圧性心疾患などの圧負荷による肥大や、ファブリー病のような沈着物による肥大が疑われます。IVSTがPWTよりも不釣り合いに厚い（IVS/PWT＞1.3）場合は、非対称性中隔肥厚（ASH：Asymmetric Septal Hypertrophy）と呼ばれる病態になります。また、心尖部のみに限局する心尖部肥大型心筋症（APH：Apical HCM）は見逃しやすいので、左室肥大の評価は多くの断層面から観察する必要があるといえます。

E/e'

基準値　8以下

▶ 実践! 離床完全マニュアル 2　P.92参照

アウ値

↑15

▶E/e'とは

左室の拡張能（血液の取り入れ能力）を示す指標で、心臓の柔軟性を表しています。左心室に入ってくる E（血流の速度）を e'（僧帽弁の動く速度）で割ったものです。拡張能の良い心臓では、e'は大きくなり、拡張能の悪い心臓では、e'は小さくなります。

↑ 高値：拡張不全型心不全、高血圧性心不全、大動脈弁狭窄症　など

離床の留意点

駆出率が維持された場合でも、血液を溜め込む拡張機能が維持されないと結果的には拍出量は保たれません。そのため、血圧低下や末梢冷感等の循環アセスメントを行いながら離床を進めましょう。また、E/e'は13を超えると心不全の関連がより強くなるので、リスク管理に役立ててください。

データに関するQ&A

Q E/e'の数値がいくつになると拡張不全型心不全が疑えるのでしょうか？

A E/e'は15以上で拡張不全と診断されます。拡張不全型心不全であるヘフペフ ▶ 詳しくはP.152 は、高齢者・女性・糖尿病・心房細動・高血圧症でよくみられ、他臓器疾患（呼吸器疾患、慢性腎臓病　など）を併存する症例が多いことが特徴です。ヘフレフと違って、ヘフペフは予後改善の特異的治療法が確立されていません。多種多様な併存疾患を有する個々の症例に応じた治療法が選択されているのが現状であり、離床に関しても個々のリスクに配慮した方法を検討しましょう。

血圧低下

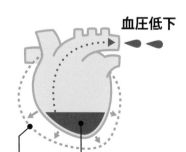

①膨らめないから ②貯まらない

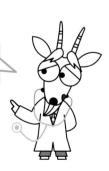

E/e'が高値を示す場合は、e'が小さく、拡張能が悪い状態なのじゃ

LAD（左房径）

基準値　20～40 mm

LADはLeft Atrial Dimensionの略です。

アウ値

↑ 45 mm

▶ LADとは

左房の大きさを示す指標です。僧帽弁に問題があったり、心房細動があると左心房が張り、この値が大きくなります。

↑ 高値：心房細動、僧帽弁狭窄症、僧帽弁閉鎖不全症、収縮性心膜炎　など

離床の留意点

LADが高値の場合、心房細動の出現に注意が必要です。離床を行う前に心房細動の移行歴をチェックすることを心掛けましょう。また、左房への逆流を生じる場合には、容易に肺うっ血を引き起こしやすくなるため、呼吸状態の増悪に配慮しながら離床を進めていきましょう。

データに関するQ&A

Q 左房拡大と判断されるLADは何mm以上ですか？

A LAD45mm以上で左房拡大と考えましょう。心房細動によりLADが拡大している場合は、心房細動から洞調律への復帰が困難となる可能性が高くなります。また、以下の2つの理由で離床が困難な場合には、心負荷を助長させないために心拍数を落ち着かせるレート・コントロールの治療が選択されます。
　1）既に心房細動に移行している又は移行歴がある
　2）心拍数130回/分以上の持続する頻脈性心房細動を起こしている
LAD拡大の原因により、治療方法が変わることを理解し、治療の反応の有無を見逃さずに適切なタイミングで離床をすすめましょう。

LADからみた左房拡大

軽度の左房拡大	中等度の左房拡大	重度の左房拡大
40-50mm	51-60mm	61mm 以上

心拍出量（CO）

基準値　4〜8 L/min

CO：Cardiac Output

▶ 実践! 離床完全マニュアル 2　**P.87参照**

アウ値

↓ **3.5** L/min

● 心拍出量とは

心臓が1分間に拍出する血液の量です。
心拍出量（CO）は次の式で求められます。

**1分間の心拍数（HR）×一回拍出量（SV）
＝心拍出量（CO）**

⬇ 低値：出血、脱水、虚血性心疾患や心筋症、高血圧、不整脈（頻脈・徐脈）　など

離床の留意点

心臓のポンプ機能が低下し心拍出量が減少した場合、代償として、頻脈や末梢の冷感がみられます。この時点で離床は負荷になることを意識し、慎重に進めましょう。さらに、血圧が低下し低心拍出症候群になると、重症の場合IABPやPCPSが挿入されます。IABPやPCPSが挿入された状態は非常に重篤な状態ですので、積極的な離床は控え、肺合併症やICU-AWの予防に努めます。

データに関するQ&A

Q 心拍出量が下がった分、それを代償しようと末梢血管がしまるというのは、どうしてでしょうか？

A 末梢血管がしまることで静脈にある血液を押し出し、左室へもどる血液量を増やして血圧をあげようとしています。末梢血流をある程度少なくしても、生命維持に必要な中枢の重要臓器への血流を確保するための生体反応なのです。

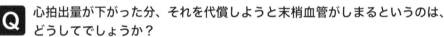
①血圧低下すると　　戻ってくる量が増える　　③血流量を保持する

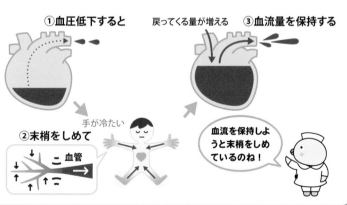
②末梢をしめて　　手が冷たい
↓↓ ＝ 血管

血流を保持しようと末梢をしめているのね！

豆知識

運動時の心拍数と心拍出量の関係

心拍出量は心拍数と一回拍出量によって決まり、特に心拍数の変化に大きく依存します。運動時、心拍数は100〜200％増加しますが、一回拍出量は50％を超えて増加することはないといわれています。

心係数 (CI)

基準値　2.5〜4 L/min/m²

CI: Cardiac Index

アウ値

⬇ **2.2** L/min/m²

⬇ 低値：末梢循環不全、
　　　　心臓のポンプ機能低下、
　　　　循環血液量の減少、
　　　　心タンポナーデ、
　　　　全身血管抵抗の上昇　など

▶ 心係数とは

心拍出量（CO）を体表面積で割り算し、心機能を体格差で補正した値です。心臓のポンプ機能の指標になります。スワンガンツカテーテルやフロートラックセンサーで、測定することができます。

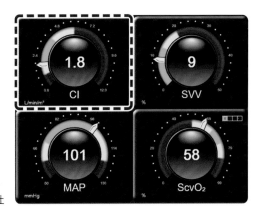

フロートラックセンサーにおけるCIの表示

写真協力：エドワーズライフサイエンス株式会社

6章

離床の留意点

心係数は経時的に観察することが大切です。徐々に低下してきた場合、ショックの兆候がなくても、バイタルサインの確認や In Out バランスの確認が必要です。2.2 L/min/m²以下では低心拍出症候群となり末梢循環を保つことができないため、離床は難しくなります。また、1.8 L/min/m²以下では心原性ショックをきたします。離床はCIが正常範囲（2.5〜4L/min/m²）へ上昇してから検討しましょう。

データに関するQ&A

Q フォレスター（Forrester）分類とはなんですか？
どんなことがわかりますか？

A 心ポンプ機能を反映する心係数（CI）とうっ血の指標である肺動脈楔入圧（PAWP）により、4つの型に分類したものです。循環動態を評価することができ、治療方針も明記されています。III、IVでは積極的な離床は控える必要があります。

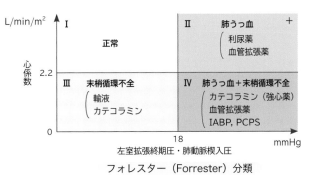

フォレスター（Forrester）分類

中心静脈圧（CVP）・右房圧（RAP）

基準値　5〜10 mmHg

CVP：Central Venous Pressure
RAP：Right Arterial Pressure

▶ 実践! 離床完全マニュアル 2　P.93参照

アウ値

↓ **2** mmHg

⬇ 低値：脱水、大量出血、熱傷などに
　　　よる循環血液量の減少

離床の留意点

中心静脈圧（CVP）・右房圧（RAP）が低
値の場合、脱水や出血量の増加などによる
循環血液量の低下が考えられます。容易に
起立性低血圧をおこすので注意しましょう。

▶ 中心静脈圧・右房圧とは

中心静脈圧（CVP）・右房圧（RAP）は、カテー
テル先端を上下大静脈に留置して測定する右心
房圧です。全身の循環血液量を反映していると
いわれています。中心静脈圧（CVP）＝右房圧
（RAP）とされています。

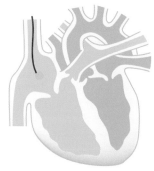

中心静脈圧カテーテルの留置位置

データに関するQ&A

Q 右房圧が、左室前負荷の指標として利用されるのはなぜですか？

A RAP（＝CVP）は右心系の前負荷の指標ですが、左室の拡張障害や僧帽弁疾患などがなく
正常であれば、右室と左室の拍出量は同等になると推測されます。そのため、左室の前負
荷として利用されているのです。

豆知識

右房圧の測定時期

右房圧は胸腔内圧の影響を受けやすいので呼気終末時に測定しま
す。数値が変化したときはバイタルサイン、フィジカルアセスメ
ントもあわせて確認することが大切です。一回拍出量変化率
（SVV）と一緒に観察すると、循環血液量の変動を評価できます。

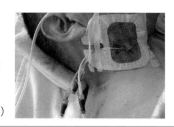

カテーテル 挿入位置（写真は内頸静脈からのアプローチ）

肺動脈圧（PAP）

基準値　収縮期圧15〜25 mmHg　拡張期圧8〜15mmHg　　PAP：Pulmonary Artery Pressure

アウ値

⬆ 平均圧 > 25 mmHg

⬆ 高値：輸液過剰、肺高血圧、
　　　　肺血栓塞栓症、
　　　　左右シャント、左心不全、
　　　　僧帽弁膜症　など

▶肺動脈圧とは

肺血管抵抗のことをいい、右心室から駆出される血液がどのくらい抵抗を受けるか示したものです。極度の高値では肺高血圧が疑われます。

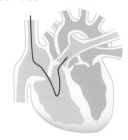

スワンガンツカテーテルの留置位置

離床の留意点

肺動脈圧は右室を通って測定しています。右室壁は左室壁と比べて薄いため、前負荷（容量）の変化には強く、後負荷（圧）への変化は弱いという特徴があります。そのため、平均圧25mmHg以上と肺高血圧症を示す場合、右室の一回拍出量が低下します。さらに、右室が拡大し、機能的三尖弁閉鎖不全症が生じると、有効一回拍出量がますます低下します。離床時には、血圧低下に注意するようにしましょう。

データに関するQ&A

Q 肺動脈圧の数値以外にチェックするポイントはありますか？

A 数値の変化だけでなく波形の変化にも注意しましょう。肺動脈に入っているはずのカテーテルの先端が心室に脱落すると、波形が図中右側のように変化し拡張期圧が0mmHgに近くなります。右室に脱落してしまうと不整脈の原因にもなるので、元の位置に戻す必要があります。

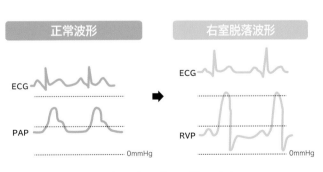

カテーテル脱落による波形変化

肺動脈楔入圧（PAWP）

基準値　6〜12 mmHg　平均圧15 mmHg以下

PAWP：Pulmonary Artery Wedge Pressure

アウ値

↑ 平均圧≧18 mmHg

↑ 高値：僧帽弁閉鎖不全症、
大動脈弁閉鎖不全症、
拡張型心筋症、
虚血性心疾患　など

● 肺動脈楔入圧とは

肺動脈楔入圧（PAWP）とは、カテーテルを肺動脈のできるだけ末梢に進ませて（下図）、血流を閉ざした状態で測定した小肺動脈の圧のことです。左心機能を反映し、うっ血の指標になります。左房圧（LAP）、左室収縮末期圧（LVEDP）と近似します。

離床の留意点

高値の場合は心不全が増悪傾向にあるととらえます。血圧や、尿量をしっかり評価し、常に離床の負荷がかかりすぎていないか考えて進める必要があります。

データに関するQ&A

Q Nohria分類とはなんですか？

A Nohria-Stevenson分類はフォレスター（Forrester）分類をフィジカルアセスメント（四肢末梢の触診）から評価可能にしたもので、大まかな循環動態の予測を可能にしています。PAWPで高値を示す場合には、肺がうっ血していることを示唆し、Nohria分類で、図中B、Lにあたる四肢の湿潤がみられます。また、図中C、Lの場合、積極的に離床を進める時期ではありません。

低灌流所見	うっ血所見 なし	うっ血所見 あり
なし	Dry-warm A	Wet-warm B
あり	Dry-cold L	Wet-cold C

Nohria-Stevenson分類（ノリア・スティーブンソン分類）

混合静脈血酸素飽和度（S$\bar{v}$O₂）

基準値　65〜75％前後

S$\bar{v}$O₂ : Mixed venous Oxygen Saturation

アウ値

↓ **50** %

● 混合静脈血酸素飽和度とは

全身から心臓へ戻ってきた血液が右房から右室へと流入し、混ざり合った状態で肺動脈に達したときの血液の酸素飽和度を指します。全身の酸素の需給バランスがわかります。

⬇ 低値：心拍出量減少、酸素需要増加（発熱、感染、疼痛など）、酸素供給量減少、貧血、出血、ショック　など

離床の留意点

混合静脈血酸素飽和度（S$\bar{v}$O₂）50％以下になると、循環をなんとか保とうとする体の反応「代償機構」が働かなくなって代謝性アシドーシスが進行し、急激に組織の低酸素状態が進行します。S$\bar{v}$O₂が低値の場合、その原因に関わらず、酸素需給バランスの維持機能が限界にあることを示唆します。重症患者では体位変換や吸引でも低下する可能性があるので、注意が必要です。

6章

データに関するQ&A

Q 混合静脈血酸素飽和度（S$\bar{v}$O₂）が低下したときの代償機構として具体的にそのような変化が現れますか？

A 混合静脈血酸素飽和度（S$\bar{v}$O₂）が低下すると、組織に酸素を送り込もうとするため、まず「心拍出量の増加」が起こり、次に体により多くの酸素を取り込もうとするため、「酸素摂取率の増加」が起こります。酸素摂取率は、正常では25％ほどですが、重症患者では50％近くまで上昇することがあります。S$\bar{v}$O₂が40％以下になると身体の代償能力が制限され、組織は酸素を十分に使用できなくなり急激に組織低酸素が進行します。S$\bar{v}$O₂が低下した時は全身へ酸素を送り届けるため、**①心拍出量の改善**、**②貧血の改善**、**③酸素投与**の３点が検討されます。状態悪化後の次の治療を予測することも大切なケアの一つとなります。

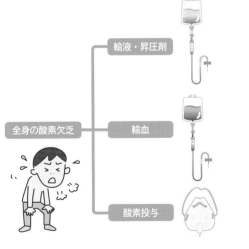

混合静脈血酸素飽和度（S$\bar{v}$O₂）が低下した時の対応

一回拍出量（SV）

基準値　60〜100 mL

SV：Stroke Volume

▶ 実践！離床完全マニュアル 2　P.87参照

アウ値

↓ **40** mL

▶一回拍出量とは

心臓が一回の収縮で送り出す血液の量をいいます。個人の体格によって基準値が変化するため、血行動態の指標には心係数（CI）をもちいます。一回拍出量が多くなると血圧が上昇し、少なくなると血圧は低下します。

↓ 低値：脱水や出血、ショック、虚血性心疾患、心筋症、低体温　など

離床の留意点

一回拍出量が少ない場合は、心臓から全身へ十分な血液を送ることができないため、低灌流所見に注意が必要です。具体的に注意すべき症状は、血圧低下、脈拍上昇、意識レベル低下、末梢冷感などです。低灌流所見がみられる場合には、積極的な離床は避けましょう。

データに関するQ&A

Q 頻脈になると一回拍出量が減少してしまうのはなぜですか？

A 心拍数が増加すると、心臓の収縮時間はあまり変わりませんが、拡張時間が短縮します。左室が十分に拡張しないうちに収縮してしまうため、左室への流入血液量が減少するため、一回拍出量が低下します。

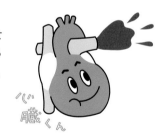

心臓くん

豆知識

一回拍出量と心拍出量の関係

一回拍出量は、心臓の収縮力・心臓へ戻ってくる循環血液量（前負荷）・心臓から出す時の抵抗（後負荷）が大きく関係し、心拍出量を一定に維持しようと調節されています。

一回拍出量変化率（SVV）

基準値 SVV＜10〜15％

SVV：Stroke Volume Variation

アウ値

↑ **25**％

▶ 一回拍出量変化率とは

呼吸によって、一回拍出量がどのくらい変化したかを示す変化率です。どのくらい輸液が必要か判断する指標（輸液反応性）になります。

↑ 高値：脱水状態、循環血液量不足
など

離床の留意点

一回拍出量変化率が15％以上の場合、循環血液量の減少が考えられ、離床時に起立性低血圧を招くリスクがあります。輸液後に検討しましょう。一回拍出量変化率を経時的に捉えることで急な血圧低下を防ぐことができます。モニターからの情報だけでなく、フィジカルアセスメント（発汗、末梢冷感、尿量、In out バランスやドレーン排液量など）を併せて行うことが重要です。

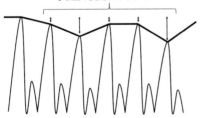

循環血液量が不足している場合 SVV：25％
→輸液を行うメリットが大きい

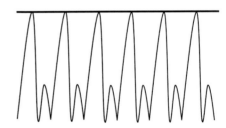

循環血液量が十分な場合 SVV：5％
→輸液を行うメリットが少ない

データに関するQ&A

Q 循環血液量の評価には、静的指標（中心静脈圧や下大静脈径）と動的指標（SVV）がありますが、急性期の評価にはどちらが適していますか？

A 静的指標は血管の緊張度や心機能にも影響されるため、循環血液量の減少に対する反応性が低いとされています。したがって、動的指標の方がより正確に輸液反応性を予測することができます。

6章

全血管抵抗（SVR）

基準値　800〜1,200 dyne-sec/cm^5　　　　SVR：Systemic Vascular Resistance

アウ値

↑1,200 dyne-sec/cm^5

▶ 全血管抵抗とは

心臓が血液を全身へ送りだす際にかかる抵抗のことです。別名で、後負荷といいます。心臓の機能を決める因子の一つで、末梢血管抵抗が最も重要な要因です。細動脈や小動脈が全末梢血管抵抗の50%を占め、これらは「抵抗血管」といわれます。細かい血管が一生懸命働いて、血圧に大きな影響を及ぼすのです。

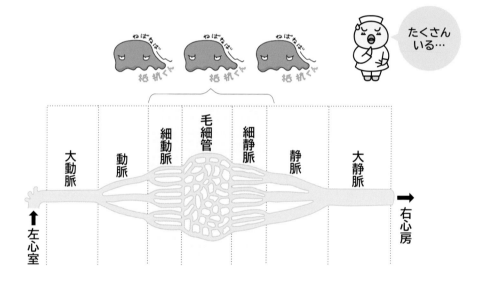

↑ 高値：心機能低下、交感神経活性の亢進、動脈硬化、高血圧、赤血球増多症　など

離床の留意点

高値の場合、末梢の血管が収縮しているため患者の手足に触ると冷たく感じます。末梢冷感やチアノーゼがみられる場合、中枢に血液を集めて（Volume Central shift）生命維持に必要な重要臓器への血流を確保しようとしているので、積極的に離床を進める時期ではありません。

豆知識

血管抵抗の評価

血管抵抗の評価は、収縮期血圧や平均血圧が最も簡単で、一般的に使用されています。どちらも血管抵抗が上昇していると高値になります。また、患者の手や足などの末梢に触れて「冷たい」と感じた場合、末梢の血管が収縮し、血管抵抗は高いと判断できます。逆に「温かい」と感じたら、血管抵抗は低下していると判断できます。

データに関するQ&A

Q1 心機能が低下した患者さんは、全血管抵抗が少し上昇しただけでも一回拍出量 ▶ 詳しくはP.168 が急激に低下するのはなぜですか？

A1 正常心機能では後負荷上昇に伴い1回拍出量は反比例的に低下します（下図A→B）。心機能が低下した（心収縮力低下）患者さんではその影響はさらに大きくなります。これを分かりやすくケチャップ容器で例えてみましょう。握力の強い人（心収縮力維持）がケチャップ容器（心臓）を握るとたくさんのケチャップ（血液）が口（血管抵抗）から出てきます。しかし、握力の弱い人（心収縮力低下）だと、少しのケチャップしか出てきません。さらにケチャップの口が小さくなると（血管抵抗上昇）握力の弱い方にはより大きな負担となりほんのわずかなケチャップしか出なくなります（下図A→B）。このように心機能が低下した患者さんにとって全身血管抵抗の上昇は大きな負担となる事がありますので、注意が必要なのです。

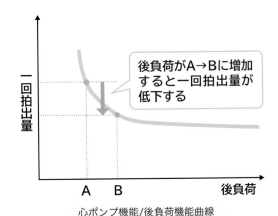

後負荷がA→Bに増加すると一回拍出量が低下する

心ポンプ機能/後負荷機能曲線

Q2 全身血管抵抗が上昇した患者さんにおける離床の注意点は何ですか？

A2 特に心機能が低下した心不全の方では、離床による血圧保持のための血管抵抗の上昇によって心拍出量が低下しやすくなり、その結果心不全の増悪を招く恐れもあります。離床中の末梢冷感や顔面蒼白の確認、血圧測定などをしっかりと行い、また離床後も尿量が低下していないかなど心不全症状の出現がないかどうかを確認しておくと良いと思います。

下肢静脈エコー

所 見

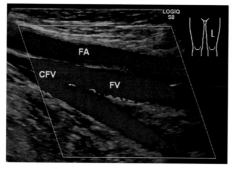

正常の場合

カラードプラ法にて大腿動脈（FA）、総大腿静脈（CFV）、大腿静脈（FV）の還流血流が確認できる。

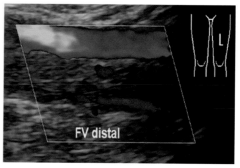

DVTがある場合

大腿静脈遠位部（FV distal）に血栓を認め、血栓内に虫食い状の血流シグナルを認める。

● 下肢静脈エコーとは

プローブを下肢にあて超音波で血流を確認する検査です。この検査により、表在静脈の静脈瘤・弁機能不全や深部静脈血栓症（DVT）の評価が可能です。さらにDVTの症例では血栓の部位、範囲、性状、血流状態（カラードプラ使用）の診断が可能です。

離床の留意点

下肢静脈エコーで確認された新鮮血栓や浮遊血栓は、二次血栓を生じやすく、立位・歩行により血栓を遊離させてPTEを引き起こすリスクがあります。さらに、腸骨・大腿・膝窩静脈での中枢型DVTは、肺血栓塞栓症（PTE）へ移行するリスクが高いため、抗凝固療法（ヘパリン投与またはワーファリン、DOACの内服）が行われます。現在、抗凝固療法を施行していれば離床を進めるというガイドライン[8]が示されています。 DVT患者さんの離床は医師を交えて病棟ごとに基準を作り、進めていきましょう。

豆知識

臥床傾向の患者さんには足関節運動と補液でDVT予防！

下肢でもっとも血栓ができやすいのは、筋肉内に静脈が走行しているヒラメ静脈です。術後や入院後に臥床傾向が続く患者さんは、下肢の筋活動が低下し、血流がうっ滞しています。さらに、臥床が続く患者さんは、体水分の上方シフトにより軽い脱水状態にあります。この血流うっ滞と脱水によるダブルパンチにより血栓ができやすくなるのです。臥床が続く患者さんには、下肢の筋活動を促す足関節運動と補液を意識して、DVT予防に努めてください。

データに関するQ&A

Q 下肢静脈瘤を認める患者さんがいます。
原因は主に表在静脈（伏在静脈）の弁機能不全といわれていますが
DVTのリスクはありますか？

A 下肢静脈瘤はDVTの危険因子であり、静脈瘤を有しない人の約３倍のリスクがあるといわれています。下肢静脈瘤は一次性（原発性）、二次性（続発性）及び先天性静脈瘤に分類されます。一次性静脈瘤は、遺伝、妊娠、加齢や長時間の立ち仕事によって表在静脈が弁不全を起こした結果、表在静脈が拡張、蛇行したものです。二次性静脈瘤は、深部静脈の還流障害によって表在静脈の血流が増加して、二次的に静脈が拡張したもので、DVTや血栓後遺症によるものが多いとされています。よって二次性静脈瘤はDVTと同様にリスクが高いといえます。エコーにより表在静脈、深部静脈の血栓や形成異常を調べることで一次性か二次性の鑑別が可能です。表在静脈内に生じた血栓性静脈炎には高頻度でのDVT合併が報告されています。表在静脈に沿って発赤、腫脹、熱感、疼痛を認めた場合はDVTのリスクが高くなりますので、離床においては注意が必要です。

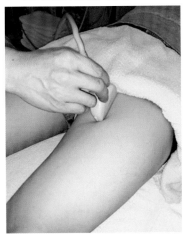 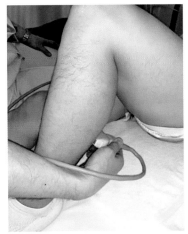

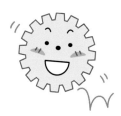

頭蓋内圧 (ICP)

基準値　10〜15 mmHg

ICP：Intracranial pressure

▶ 脳卒中急性期における看護ケアとリハビリテーション完全ガイド　P.155参照

アウ値

↑20 mmHg

▶ 頭蓋内圧とは

脳は、頭蓋骨に覆われた閉鎖空間の中で脳実質：血液：髄液が8：1：1の割合でバランスをとっています。出血や梗塞、浮腫などによってバランスが崩れてしまうとICPは上昇します。

↑ 高値：瞳孔不同（脳ヘルニア時）、頭痛、嘔気　など

離床の留意点

頭蓋内圧亢進が高いまま経過すると脳ヘルニアを引き起こし、生命の危機につながります。そのため、ヘッドアップを15〜30度で管理することで、脳灌流をよくし、脳浮腫を予防することができます。ただし、ヘッドアップを45度以上にしてしまうと、心臓から送られる脳血流量が低下し、脳灌流も低下してしまいます。また、頸部が過屈曲にならないようにすることで心臓へ戻りたい血液の停滞を予防し、脳浮腫の増強を防ぐことができます。

データに関するQ&A

Q 頭蓋内圧が亢進していて離床ができないときは、ヘッドアップ以外にできるケアはありますか？

A 脳浮腫は3〜4日がピークで、脳浮腫の悪化時には薬剤投与や外科的な治療として内外減圧という手術が必要になることがあります。しかし、ヘッドアップ以外にもできるケアはあります。

① 頸部の過屈曲の予防

頸部の過屈曲は静脈灌流を阻害し脳浮腫を増強させてしまうので、良肢位を保持します。よく見かけるのはヘッドアップ中に臀部の位置がずれ、頸部に負担がかかってしまう事例です。（右写真）

② 不要な吸引やいきみはさける

咳嗽やいきみは頭蓋内圧を亢進させてしまいます。去痰剤や吸入、体位ドレナージを活用し、効果的に介入するなど工夫しましょう。

③ 呼吸管理

脳浮腫により呼吸状態が悪化すると、CO_2が貯留します。CO_2の貯留は脳血管を拡張させ頭蓋内圧亢進を助長するので、$PaCO_2$は30〜35mmHgで管理すると良いとされています。

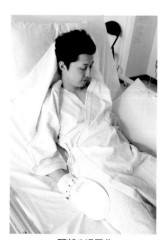

頸部の過屈曲

脳灌流圧（CPP）

基準値　60〜70 mmHg

CPP：Cerebral Perfusion Pressure

▶ 脳卒中急性期における看護ケアとリハビリテーション完全ガイド　　P.20参照

アウ値

↓ **50** mmHg

◉ 脳灌流圧とは

脳灌流圧とは、全身の血圧と頭蓋内圧の差から求められ、頭蓋内の血液を通過させるために必要な圧力のことです。

脳灌流圧＝平均血圧−頭蓋内圧

上記の計算式で求めることができます。

⬇ 低値：二次性脳損傷（頭蓋内圧亢進、脳虚血、低酸素脳症など）　など

離床の留意点

通常の臨床において脳灌流圧は、すぐに評価することができません。そのため、平均血圧 ▶ 詳しくはP.181 の変動に着目することで、脳灌流圧のアセスメントにつなげることができます。自動血圧計であれば、平均血圧も表記されているので、ヘッドアップや離床に平均血圧の低下がないか活用してみましょう。

6章

データに関するQ&A

Q クッシング現象を目にしたことがあるのですが、脳灌流圧とも関連しているのでしょうか。

A クッシング現象は脳灌流圧と関連しています。クッシング現象とは、頭蓋内圧が亢進することで血圧上昇、脈圧の増大、徐脈などを引き起こす生体反応です。これは、脳灌流圧を維持するために起こる生体反応といえます。例として、出血や脳浮腫などの病変があり、頭蓋内圧が亢進すると脳血管への圧迫も強くなってしまい脳血流が減少します。そのため、脳血流を高め脳灌流圧を維持できるよう血圧を上昇させます。血圧上昇したことを圧受容体というセンサーが感知し、副交感神経が優位な状態にしてしまうため徐脈になります。

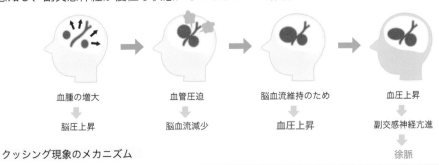

血腫の増大	血管圧迫	脳血流維持のため	血圧上昇
↓	↓	↓	↓
脳圧上昇	脳血流減少	血圧上昇	副交感神経亢進
			↓
			徐脈

クッシング現象のメカニズム

中大脳動脈平均血流速度

基準値　60 cm/秒

アウ値

↑ 120 cm/秒

↑ 高値：血管狭窄、脳血管攣縮の悪化

▶中大脳動脈平均血流速度とは

中大脳動脈平均血流速度とは、経頭蓋超音波ドプラー法（TCD：Transcranial Doppler Sonography）による脳血流速の測定を用いた評価法で、脳外科領域では、くも膜下出血後の脳血管攣縮期や脳梗塞急性期患者に用いられます。平均血流速度を測定し、血管径が細い場合に増加します。

離床の留意点

くも膜下出血後の脳血管攣縮期に中大脳動脈平均血流速度は高値を示します。脳血管攣縮期（4〜14日目）の離床の安全性については、明確な基準は示されていません。また、脳血管攣縮期に離床を行なっても、症候性脳血管攣縮の発症率は変わらないという報告もあります。中大脳動脈平均血流速度の結果がアウ値を示していても離床が禁忌というわけではなく、くも膜下出血の重症度や全身状態、離床に伴うバイタルサインの変化や症状の出現に注意しながら進める必要があります。

データに関するQ&A

Q くも膜下出血の脳血管攣縮期に中大脳動脈平均血流速度が高値のときは安静臥床で過ごすことが一番よいのでしょうか？

A 答えは「ノー」です。脳血管攣縮期の離床のポイントは、血圧管理が肝心です。脳の特殊な機能として脳血流自動調節能という機能があります。これは平均血圧が60〜150mmHgの間では脳血流は一定に保たれる機能です。しかし、脳卒中患者では自動調節能が破綻し、脳血流は血圧に依存する状態となるため、血圧の上下が脳血流に大きく影響を及ぼします。臥床期間の延長は起立性低血圧の発生につながり、離床時に血圧が低下し脳血流の低下をまねくことで脳虚血を助長する可能性があります。このような悪循環を引き起こさないためにも、中大脳動脈平均血流速度が高値であっても安静臥床が一番ではなく、状態に合わせて離床や離床に向けた介入をすることがポイントとなります。ただし、くも膜下出血は重症度が幅広く、患者さんによって全身状態の個人差が大きい病気です。患者個人の状態をアセスメントして、離床のプランニングをしていくことが重要です。また、脳血管攣縮期には意識や麻痺などの症状が出現することもあります。離床前・中・後での症状の変化を見逃さないように介入しましょう。

中大脳動脈水平部血管攣縮の評価

中大脳動脈平均血流速度（MFV）	中大脳動脈平均血流速度内頸動脈平均血流速度（MCA/ICA MFV ratio）	血管攣縮
120cm/sec 以上	4〜6	中等度
200cm/sec 以上	6以上	高度

中大脳動脈の血流速度が上がっている場合は要注意じゃ

第7章

モニター・機器が少なくてもOK！
フィジカルアセスメントのみかた

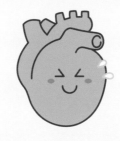

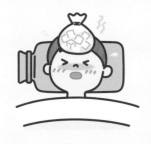

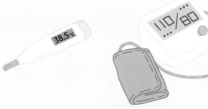

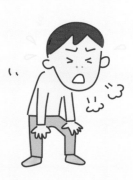

呼吸数

正常値　成人：12〜20回/分　高齢者：10〜28回/分

▶ 実践！離床完全マニュアル2　P.30参照

アウ値

⬆ **30**回
⬇ **8**回

⬆ 高値：敗血症、肺炎、肺水腫、
　　　ショック、心不全　など
⬇ 低値：頭蓋内圧亢進、尿毒症、
　　　昏睡、麻酔時　など

● 呼吸数とは

一般的に呼吸数は12〜20回/分が正常値とされています。呼吸数とは、吸気・呼気・休止（ポーズ）の1サイクルで1回と数えます。浅く速い呼吸を頻呼吸、呼吸の深さに変化はなくゆっくりした呼吸を徐呼吸と呼びます。呼吸が10秒以上停止することを無呼吸と呼びます。

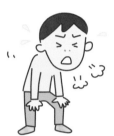

離床の留意点

呼吸数が増加すると呼吸仕事量が増えるため、体力（呼吸筋）を多く消費し、すぐに疲れてしまいます。離床の際、呼吸困難や息切れが出現した場合は中断する必要があります。呼吸回数の減少には、頭蓋内の疾患や急性薬物中毒といった中枢性の疾患が考えられます。離床を行う前には、呼吸リズムや深さ、また意識レベルも観察し、総合的に判断する必要があります。

データに関するQ&A

Q なんか変？と感じる呼吸数はいくつからですか？

A なんか変？と感じる呼吸数については判断が難しいです。なぜなら、正常の呼吸数を超えた21回/分が、頻呼吸で必ずすぐ処置が必要とはならないからです。具体的には、呼吸数の増加からは、敗血症や低酸素血症（肺塞栓、心不全）、疼痛などの病態・原因が考えられます。例えば、敗血症のスクリーニング指標には簡便なqSOFA（quick Sequential Organ Failure Assessment）というものがあります。この中に呼吸数22回/分以上という項目が含まれています。もちろん、呼吸数だけではなく、その他のバイタルサインの変化も併せてアセスメントすることが必要です。

qSOFA	呼吸数22回以上
	意識の変容
	収縮期血圧100mmHg以下

左記の3項目からなる敗血症のスクリーニング。ICU以外の医療現場でも簡便に行え、2点以上がカットオフ値となっている。改訂前の基準よりも、院内死亡の予測精度に優れていた[1]。

収縮期血圧 （SBP）

基準値　110〜130 mmHg

▶ 実践! 離床完全マニュアル 2　P.43参照

アウ値

⬆ **200** mmHg
⬇ **80** mmHg

▶ 収縮期血圧とは

心臓が収縮し、血液を送り出す際の最高の圧のことです。「最高血圧」や「Systolic（システリック）」と呼ばれます。

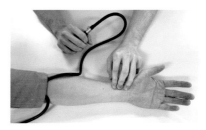

⬆ 高値：左室の後負荷（動脈硬化など）の上昇、動脈性の出血のリスク　など
⬇ 低値：脱水や心機能低下、降圧剤の影響、起立性低血圧　など

離床の留意点

離床した際に収縮期血圧が20mmHg以上低下した場合、起立性低血圧を疑い、めまい、ふらつきなどを確認します。疲労、身体的ストレス、痛みにより生じる血管迷走神経反射による血圧低下にも注意が必要です。

7章

データに関するQ&A

Q パーキンソン病で収縮期血圧が常に100mmHg前後の患者さんがいます。離床時に気をつけることを教えてください。

A 離床時には様々な要因で血圧低下が起こります。パーキンソン病の患者さんは自律神経障害を伴い、血圧低下を起こしやすい状態にあります。離床する際の対策としては、下肢の静脈還流を促すために足関節の自動運動を行い、交感神経を活性化させるために準備運動をしっかり行う必要もあります。また下肢に弾力包帯の使用や、弾性ストッキングを着用するのは起立性低血圧の予防になります。収縮期血圧が80mmHg以下で、声掛けに対し反応遅延があったり意識レベルが低下したりという場合は、臥床させて下肢挙上をすることで循環血液量を増加させるという対応が必要です。高齢者や自律神経障害を呈する疾患（高血圧、糖尿病など）を併存した患者さんは、食事性低血圧を起こすことがあります。食後は１〜２時間の休憩をとり、離床を行います。

拡張期血圧（DBP）

基準値　60～85 mmHg

アウ値

↑ **120** mmHg

▶ 拡張期血圧とは

心臓が拡張し、血液が静脈から心臓に戻ってくるときの最低の圧のことです。「最低血圧」や「Diastolic（ダイアストリック）」と呼ばれます。

↑ 高値：末梢の動脈硬化、高血圧症　など

離床の留意点

拡張期血圧が高値を示す場合は、血管壁が硬く血液が流れにくい状態です。特に若年では、中枢部の血管は弾力に富んでいても、末梢血管から硬くなる傾向にあります。なお、50歳代あたりから、収縮期血圧は上昇するが、拡張期血圧が下がり始める特徴があります。これは加齢に伴う血圧変化で、大動脈の伸展性が低下した結果、拡張期血圧が上昇せず、脈圧が増大する、いわゆる動脈硬化を示しています。離床時に拡張期血圧が異常値を示している場合には、脳血管疾患・心疾患など、急変を起こす疾患が隠れていることを考慮して進めることが大切となります。

データに関するQ&A

Q 脈圧（収縮期血圧と拡張期血圧の差）が大きい場合と小さい場合の違いを教えてください。

A 加齢により動脈硬化が進むと脈圧は大きくなります。脈圧の正常値は40～60mmHgですが脈圧65mmHg以上で心筋梗塞や脳血管疾患のリスクが高くなるといわれています。反対に、脈圧が小さくなるのは心臓のポンプ機能が低下したときです。たとえば血圧130/80mmHgならば脈圧は50mmHgです。これが80/60mmHgとなれば脈圧は20mmHgなります。心疾患では心臓が半分以下の収縮、拡張しかしていないことになります。この状態で離床を行うと、末梢および主要臓器への循環が障害され、ショック状態（右図）に陥る可能性があります。そのため、他のバイタルサイン、フィジカルアセスメントも併せてアセスメントしながら離床の可否を決定します。

| ・蒼白（pallor） |
| ・虚脱（prostration） |
| ・脈が触れない（pulselessness） |
| ・冷汗（perspiration） |
| ・呼吸障害（pulmonary deficiency） |

ショックの5p

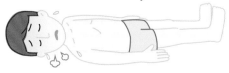

平均血圧（MAP）

基準値　80〜100mmHg未満

▶ 実践! 離床完全マニュアル2　P.43参照

▶ 平均血圧とは

心臓が1回の収縮から拡張までを通して、動脈壁に平均的にかかる圧のことで、「Mean」や「MAP」と呼ばれます。末梢血管抵抗の指標となり、また重要臓器の血流指標となります。

$$（収縮期血圧−拡張期血圧）÷3＋拡張期血圧$$

アウ値

↓ 65 mmHg

↓ 低値：臓器灌流の低下　など

離床の留意点

平均血圧は重要臓器の血流を反映しています。そのため、65mmHg以下で離床を行った場合、めまいや立ちくらみ、気分不快を訴えるケースが多いので転倒・転落に注意します。

データに関するQ&A

Q ICUで離床を行う場合、重症患者さんで動脈ライン（Aライン）が留置されている方がいます。Aラインの解釈の仕方と離床の注意点を教えてください。

A Aラインは、動脈内に留置するカテーテルのことで、観血的に血圧をモニタリングすることができると解釈してください。また、このラインからは動脈血の採血をすることができ、動脈血液ガス分析が可能となります。トランデューサーが圧力を感知すると、モニターに血圧値と血圧波形が表示されます。常に血圧をモニタリングすることで、離床の見極めの指標となります。離床の注意点は、動脈内にカテーテルが留置されているため、事故抜去などが起こると出血や血腫を起こしやすいため注意が必要です。また、穿刺動脈は、橈骨動脈を選択されることが多く、患者さんがベッドに手をついた時などカテーテルの屈曲がないか注意します。さらに離床する際、トランスデューサーの位置と心臓の高さの位置が同じ高さでなければ、表示される血圧は誤った数値となります。離床後に再度心臓の高さにトランスデューサーを合わせる必要があります。

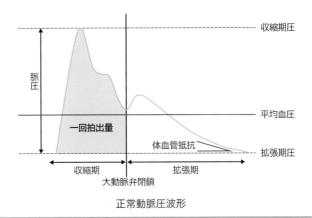

正常動脈圧波形

心拍数（Heart Rate）

基準値　60〜100回/分

▶ 実践! 離床完全マニュアル 2　P.43参照

アウ値

⬆ **120** 回/分
⬇ **50** 回/分

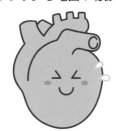

心拍数とは

一定の時間内に心臓が拍動する回数のことをいいます。心ポンプ機能の因子であり、神経内分泌反応の結果も表す指標になります。心電図や聴診、心尖部の触診によってみることができます。100回/分以上の心拍数のことを頻脈といい、60回/分以下の脈拍数のことを徐脈といいます。

⬆ 高値：出血やストレス、交感神経活動の亢進、血圧低下に対する代償反応　など
⬇ 低値：心拍出能の低下、房室ブロックなどの不整脈やβ遮断薬の影響　など

離床の留意点

頻脈・徐脈に共通しているのは、心拍出量の低下です。そのため、高度な不整脈により脳への血流が低下しめまいや意識低下が起こり、意識消失をきたします（アダムス・ストークス発作）。不整脈の患者さんを離床する際には、モニターや脈拍の確認を行いましょう。

データに関するQ&A

Q 心電図モニターに表示される心拍数と、触知される脈拍数が違う場合があります。離床する際にはどのようなことに注意したらよいですか。

A 心拍数は実際の心臓の収縮回数を表し、心音聴診や心電図モニターで確認ができます。一方、脈拍数は動脈の拍動を感知するもので、通常は同調しています。しかし、心臓がいわゆる「からうち」の状態になると、心臓は収縮しても、拍出量が十分でないため、脈拍として伝わりません。結果、両者は同調せず、数値が異なることとなります。離床時に、心拍数と比較して、脈拍数が低下している場合には、心拍出量が減少した状態と考えられ、めまいやふらつきなどにより転倒のリスクが高まります。また心臓に負担がかかり、心不全を増悪させる恐れがあります。他のバイタルサインを確認し、無理な離床は控えましょう。

頸静脈拍動

基準値　ヘッドアップ30度以下で出現

▶ フィジカルアセスメント完全攻略Book　P.37参照

アウ値

↑ヘッドアップ 45 度

↑ 高値：右心不全、心タンポナーデ、
緊張性気胸、肺塞栓　など

離床の留意点

頸静脈の拍動は、循環血液量の過多を発見する場合に有用です。しかし、ヘッドアップ時に胸腹部が曲がっている不良姿勢では、胸腔内圧が上昇し、頸静脈が拍動します。また、肝臓浮腫がある患者さんでは、肝臓を圧迫するだけで頸静脈が拍動します。よって、頸静脈を評価する際には、ポジショニングや基礎疾患にも考慮する必要があります。

▶ 頸静脈拍動とは

背臥位で首を少し左に向けさせ、外頸静脈の拍動を観察します。背臥位から 45 度上体を起こし、外頸静脈の拍動が消失しない場合には、中心静脈圧（CVP）▶ 詳しくはP.164 が高値であると予測できます。

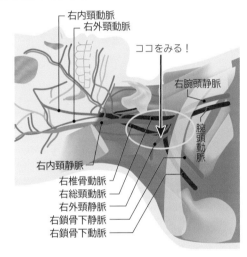

右内頸動脈
右外頸動脈
ココをみる！
右腕頭静脈
腕頭動脈
右内頸静脈
右椎骨動脈
右総頸動脈
右外頸静脈
右鎖骨下静脈
右鎖骨下動脈

7章

データに関するQ&A

Q 頸静脈拍動をアセスメントするときのポイントを教えてください。

A 45度以上のヘッドアップで、頸静脈の拍動がみえるかみえないかがポイントです。背臥位での頸静脈の拍動は健常者でも観察されますが、45度以上のヘッドアップでは消失します。対して、心不全患者さんは循環血液量が過剰であることが多いため、45度以上のヘッドアップで頸静脈の拍動が観察されます。この頸静脈の拍動は、カテーテルを挿入することなく、循環血液量を予測することができるアセスメントとして使用され、重力により心臓への灌流がスムーズに戻っていることを表しています。つまり、ヘッドアップしても拍動が消失しない場合は、右房圧つまり中心静脈圧の上昇が疑えます。このアセスメントは心不全の前触れとしての指標や、心不全患者さんの重症度の観察にも有用なので、活用してみてください。

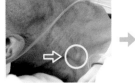
臥位では正常と同様拍動を認める

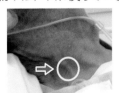
45度ヘッドアップしても拍動を認めたまま

末梢血管再充填時間（CRT）

検査値 7-07

基準値　爪床で2秒未満

CRT：Capillary Refilling Time

▶ フィジカルアセスメント完全攻略Book　P.131参照

アウ値

⬆3秒以上

⬆ 高値：ショック、末梢循環不全、
　　　血圧低下、脱水　など

離床の留意点

末梢血管再充填時間が3秒以上の場合は、血圧が不安定であり緊急性が高いと予測されます。バイタルサインの確認を行い、異常が認められた場合は、離床を控えます。

▶ 末梢血管再充填時間とは

指の爪床を5秒間圧迫した後に圧迫を解除します。圧迫解除後に、爪床の色が白色からピンク色に戻るまでの時間を測ります。3秒以上かかる場合は末梢循環不全やショックの徴候となり、緊急性が極めて高くなります。

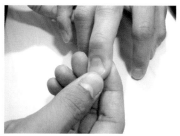

① 爪を押します。

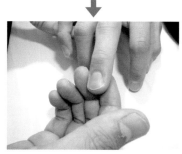

② 押して白くなった爪部がピンク色に戻るまでの時間を測定します。

データに関するQ&A

Q 末梢血管再充填時間が4-5秒と延長されているのに、症状を伴わないのはなぜでしょうか？

A 末梢血管再充填時間は、極端に寒い場所や高齢者の測定時には、2秒以上延長することがあります。その理由は、末梢血管抵抗が高まるためです。高齢者は加齢に伴い動脈硬化が増加傾向にあるため、末梢まで十分に血液が流れず末梢血管再充填時間が延長するケースも少なくありません。高齢者では末梢血管再充填時間が4秒以上に延長する報告もあります[2]。大切なことは、他のアセスメントを組み合わせて判断することです。

ツルゴール・ハンカチーフサイン

基準値　2秒以内

▶ フィジカルアセスメント完全攻略Book　P.146参照

アウ値

↑**10秒**

↑ 高値：脱水

○ ツルゴール・ハンカチーフサインとは

ツルゴールとは、皮膚に張りがある状態のことです。脱水になると皮膚の張りがなくなる。つまり、ツルゴールの低下となります。皮膚をつまんで離した際に皮膚のシワが10秒以上残ることをツルゴール低下と呼びます。また、ハンカチをつまみ上げて離したようにしばらく戻らないので、ハンカチーフサイン陽性とも呼ばれます。

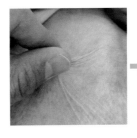 →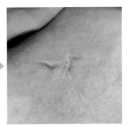

離床の留意点

ツルゴールやハンカチーフサインでまず患者さんは、脱水が疑われます。脱水状態での離床は、起立性低血圧を起こす可能性が高いため、事前に輸液や飲水を考慮し、筋ポンプ、呼吸ポンプなどを活用し、複合的にケアを行って進める必要があります。ツルゴールやハンカチーフサインだけで脱水を確定することはできないため、他のアセスメントも知っておく必要があります。例えば、末梢血管再充填時間 ▶ 詳しくはP.187 の延長、口腔内や脇の乾燥、脈拍が速いなど、他の評価・検査を統合して脱水を疑い、ケアや離床を安全に行いましょう。

データに関するQ&A

Q 手の甲や腕でツルゴールをアセスメントすることが多いのですが、高齢者の手の甲では、皮膚のしわによるものなのか、脱水によるものなのか判断に悩みます。手の甲・腕以外でツルゴールは評価されるのでしょうか？

A 高齢者は確かに皮膚にシワがあり、ツルゴールの判断に迷うことがあります。その場合には、鎖骨下あたりの皮膚で判断してみてください。手の甲のような末梢部より、鎖骨下の中枢部の方がより水分量を蓄えていて、ツルゴールの判断が容易にできます。つまり、鎖骨下でツルゴールが低下していたら、かなり脱水は進んでいることを示唆します。

7章

体温

基準値　36〜37度

▶ 実践! 離床完全マニュアル 2　　P.43参照

アウ値

↑**38.5**度

↑ 高値：感染症、炎症、熱中症、
　　　　体温調節障害　など

▶体温とは

体温は視床下部で調節されている、人間が生きるために必要な熱のことです。基礎代謝で60-70％の熱を使用し、残りの熱は心臓や肺などの各臓器機能を維持するために使用されています。

38.5℃

離床の留意点

体温が高熱になるということは、基礎代謝以外の場所で熱を必要としていることが考えられます。多くの場合、その原因は何らからの炎症であり、38.5度以上に発熱している時のやみくもな離床は、余計な熱量を消費させてしまい、返って状態を悪化させる可能性があります。

データに関するQ&A

Q 熱が高い時の積極的な解熱は必要ですか？

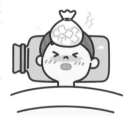

A 40〜41度といった高熱の場合には、解熱剤や鎮静剤を使用した積極的な解熱は必要です。しかし、クーリングを主体とした解熱方法は安易に行わない方がよいとされています。その理由を説明していきます。まず、感染症が発生すると、侵入した菌やウイルスを攻撃するため、体温の設定（セットポイント）を上昇させます。仮に、セットポイントが38.5度に上げられると、身体はこの体温になるまで上昇させようと、震え（シバリング）や皮膚血管収縮などの熱放散抑制反応を起こし、体温を上昇させます。しかし、この時期にクーリングを行ってしまうと、セットポイントまで体温が上がりきれず、身体はさらに熱を産生するため、より震えなくてはならないことになります。クーリングは逆効果だということがわかります。一方で、炎症が改善すると、セットポイントは平熱に戻ります。この時期には、積極的に熱を放散させるため、発汗や血管拡張が起こり、クーリングもこの時期に使用するメリットがあります。高熱時の症状を理解した上で、適切なケアを心がけましょう。

JCS（意識レベル）

基準値　JCS：意識清明 or 0

JCS：Japan Coma Scale

▶ 実践！離床完全マニュアル2　P.57参照

アウ値

↑ II-30

▶ JCSとは

JCSとは日本で開発された意識評価ツールで、日本中広く知られています。大分類Ⅰ～Ⅲのどれに該当するかによって、即座に生命に危険が及んでいるか否かを判断できるのが特徴です。

JCS

大分類	小分類		判定基準
Ⅰ	刺激しなくても覚醒している状態（1桁で表現）	1	大体清明だが、いま一つはっきりしない
		2	時・人・場所がわからない（失見当識）
		3	自分の名前、生年月日が言えない
Ⅱ	刺激をすると覚醒する状態（刺激をやめると眠り込む：2桁で表現）	10	普通の呼びかけで、容易に開眼する（合目的な運動はするし言葉も出るが、間違いが多い）
		20	大きな声、または体をゆさぶることにより開眼する（簡単な命令に応じる。たとえば離握手）
		30	痛み刺激を加えつつ呼びかけを繰り返すと、辛うじて開眼する
Ⅲ	刺激しても覚醒しない状態（3桁で表現）	100	痛み刺激に払いのける動作をする
		200	痛み刺激に少し手・足を動かしたり、顔をしかめる
		300	痛み刺激にまったく反応しない

〈 R：Restlessness 不穏　I：Incontinence 失禁　A：Apallic state 無欲状態 〉　　評価例：「Ⅱ－20」「3－AI」など

↑ 高値：重度意識障害、脳血管障害、電解質異常、薬物中毒、外傷　など

離床の留意点

意識障害があれば、ADL能力の低下を招くことが必至です。離床に必要な合目的な動作に対して従命困難であると、介助量が増大し、転倒・転落という事故も引き起こしかねないので、注意して離床を進める必要があります。

データに関するQ&A

Q 意識障害を呈している患者さんの離床は控えた方が良いのでしょうか？

A 意識障害があっても、離床禁忌ではありません。バイタルが安定し、離床開始基準に該当していれば、デコンディショニングを予防するために離床を行いましょう。ただし、急速に発症・進行する意識障害は、意識障害が重篤であればあるほど、生命の危険に直結した所見であることは言うまでもありません。生命の危機に瀕しているわけですから、もちろん離床は禁忌となります。

7章

GCS （意識レベル）

基準値　GCS：$E_4V_5M_6$（合計15点）

GCS：Glasgow Coma Scale

▶ 実践！離床完全マニュアル2　P.58参照

アウ値

↓ 合計8点

●GCSとは

GCSは国際的に広く用いられているアセスメントスケールです。開眼（E：Eye Opening）、言語による 応答（V：Verbal Response）、運動による応答（M：Motor Response）の3要素によって評価して合計点を出すという特徴があります。合計点の最も軽症は15点、最も重症は3点となります。重症度を判定するには、合計点のみならず、E、V、Mそれぞれの内訳をみることも重要です。

↓ 低値：重度意識障害、脳血管障害
　　　　　　　　　　　　　　　　など

GCS

観察項目	スコア	反応
開眼 （E） eye opening	4点	自発的に、 またはふつうの呼びかけで開眼
	3点	呼びかけると開眼
	2点	痛み刺激で開眼
	1点	痛み刺激でも開眼しない
言語反応 （V） verbal response	5点	見当識が保たれている
	4点	会話は成立するが見当識が混乱
	3点	発語はみられるが会話は成立しない
	2点	理解不能な発声
	1点	発語なし
運動機能 （M） motor response	6点	命令に従って四肢を動かす
	5点	痛み刺激に対して 疼痛部を手で払いのける
	4点	指への痛み刺激に対して 四肢を引っ込める
	3点	痛み刺激に対して異常な屈曲運動
	2点	痛み刺激に対して伸展運動
	1点	まったく動かない

離床の留意点

急速に意識レベルが低下（GCS 2点以上の低下で）する場合には、切迫している状況と判断して、離床は行わず緊急対応をしてください。著者の経験では、従命指示が可能なM6から従命指示が入らないM5に低下した場合は、1点の変化であっても、離床を一度止め、意識レベル低下の原因を検索します。

データに関するQ&A

Q GCSのMoter（M）3と2の違いを教えてください。

A GCSでは運動機能をしっかりと線引きした評価が可能です。M3は除皮質硬直を、M2は除脳硬直を表しており、上肢の肢位が屈曲と伸展で異なります。M3の除皮質硬直は、上位の大脳レベルの障害で生じる異常姿勢です。M2の除脳硬直は、脳幹部が障害されると伸展反射が生じ四肢・体幹が反ってしまう異常を示しています。

M3
（除皮質硬直）
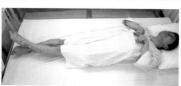

M2
（除脳硬直）
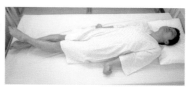

瞳孔

基準値 2.0〜4.0 mm

▶ フィジカルアセスメント完全攻略Book　P.68参照

アウ値

↑ 左右差 1 mm

▶ 瞳孔とは

まずは光を眉間に当てて瞳孔の「大きさ」「形」「左右差」をみた際、2mm以下を縮瞳・4mm以上を散瞳といいます。大きさは、光を当てないときの瞳孔の大きさで評価します。意識障害やレベル低下時に脳に何らかの異常が起こっているのか評価できます。

↑ 瞳孔不同：脳ヘルニアが疑われます。
　　縮瞳：ホルネル症候群（ワレンベルグ症候群　など）、薬物中毒　など
　　散瞳：脳ヘルニア末期、重症な蘇生後脳症　など

離床の留意点

瞳孔不同がみられる場合は、脳ヘルニア徴候や頭蓋内圧が亢進している可能性が考えられます。ヘッドアップ30度までであれば、頭蓋内圧を上昇させずに脳灌流圧も維持できるとされています。そのため、45度以上のヘッドアップは行わず、ベッド上でできる軽い運動などを行い、脳ヘルニア期を超えたときに向けて、「離床できる体づくり」を継続していきます。

データに関するQ&A

Q 急に左右差1mm以上の瞳孔不同が出現した患者さんがいます。
意識レベルは清明で頭痛と複視はありますが、麻痺はありません。
積極的に離床を進めても良いでしょうか？

A 答えはノーです。この症例の瞳孔不同の原因としては、未破裂脳動脈瘤の切迫破裂（破裂が迫っている状態）であることが考えられます。内頸動脈後交通動脈分岐部（IC-PC）の動脈瘤が大きくなると動眼神経を圧迫し、脳ヘルニアの状態ではなくても瞳孔不同が出現します。このような場合には医師へ報告して速やかに鎮痛・鎮静・降圧を図り、脳動脈瘤の治療（クリッピング術やコイル塞栓術）が受けられるように介入します。離床に関しては「起こすメリット」と「安静のメリット」を天秤にかけて病型や病態に合わせてアセスメントし、できるだけ早期から開始することが合併症予防となります。このような症例の場合は、手術が終了し脳動脈瘤の破裂リスクがないことが確認できると手術翌日から離床開始となります。

正常	縮瞳	散瞳	瞳孔不同	針先瞳孔
直径 2.5〜4mm	直径 2mm以下	直径 4mm以上	左右差 1.0mm以上	両側の著しい縮瞳

ケア 気管内吸引圧

正常値　150 mmHg前後（20〜26 kPa）

アウ値

↑ **225** mmHg （30kPa）

↑ 高値のリスク：低酸素血症、肺胞虚脱、
　　　　　　　　気道粘膜損傷　など

▶ 気管内吸引とは

気道の狭窄、閉塞の原因となる分泌物を取り除き、気道を開存させることです。無気肺や肺炎、ガス交換障害などの予防を目的とします。

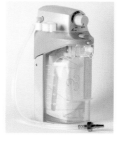
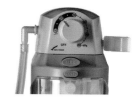

写真協力：
　　株式会社小池メディカル

気管吸引の留意点

気管吸引を行うと気管内の酸素も吸引されてしまうため、低酸素血症をきたしやすくなります。吸引前には十分な酸素化を行うことが重要です。低酸素血症を予防または最小限にとどめるためにも、一回の吸引操作は10秒以上しないよう注意が必要です。

データに関するQ&A

Q 気管吸引のタイミングは、どうやって判断するのでしょうか？
聴診で痰の貯留があった場合、すぐに吸引した方がいいのでしょうか？

A 気管吸引は侵襲的で、苦痛を伴う処置です。アセスメントなしのルーチンな吸引は行ってはいけません。まず、聴診器で呼吸音、気道分泌物を確認します。SpO$_2$の低下、人工呼吸器装着時では、気道内圧の上昇、バッキングなど総合的にアセスメントして気管吸引が適応である状態かを判断することが重要です。アセスメントし「吸引が必要だ」と判断し吸引を実施した後は、吸引後の評価項目（右表）に沿って吸引前にみられた所見が改善しているか再評価する必要があります。

気管吸引で痰が吸引できる部位は「気管支レベルまで」です。聴診にて副雑音が聞かれたからといって、吸引カテーテルを奥まで入れても気管支レベルのところに痰が溜まっていなければ吸引の意味がありません。気管支レベルに痰がなくても、肺野に痰の貯留を示唆する副雑音が聴取される場合は、加温加湿の見直しやハフィング、体位ドレナージなどのケアを組み合わせることでより効果的な気道浄化が行えます。

気管吸引後の評価項目

・痰の量・色・粘性

・呼吸回数・呼吸様式

・SpO$_2$

・血圧・心拍数

・心電図

・不快感（疼痛や呼吸苦）など

活動を数値でみよう！
ADLを高める運動機能のみかた

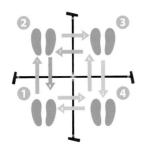

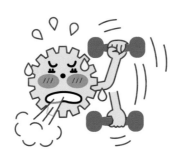

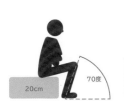

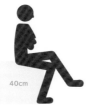

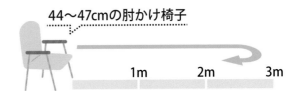

44〜47cmの肘かけ椅子

1m　　2m　　3m

MRC score

満点　60点

MRC score：Medical Re-search Council Scoring

▶ 実践！離床完全マニュアル2　　P.54参照

アウ値

↓ **48**点

↓ 低値：筋力低下、ICU-AW　など

● MRC scoreとは

徒手筋力テストをベースにした6つの筋群の筋力を合計して算出するテストです。

MRC scoreで測定する筋群

上肢（左右）	下肢（左右）
肩関節外転	股関節屈曲
肘関節屈曲	膝関節伸展
手関節背屈	足関節背屈

離床の留意点

MRC score 48点未満でICU-AWを疑います。ICU-AWが疑われる場合は、Over Useに注意しながら離床をしましょう。自動介助運動や自動運動を行う際は、翌日に筋力が弱くなっていないか経過を確認しましょう。

豆知識

Over Useとは

過大な運動負荷を避けることです。ICU-AWの初期は神経再生時期のため、過大な運動は、再生機能に悪影響を及ぼし、筋力低下をより助長させてしまう可能性があります。

データに関するQ&A

Q ICU-AWはすぐ治りますか？

A ICU-AWは正しいケア・アプローチを行うことで2〜3週間で症状が回復、もしくは改善へと向かいます。その理由は、不動による筋の変性や筋量の減少は発症から48時間以内に始まり[1]、2〜3週間のうちにピークを迎えるためです[2]。ただし、2〜3週間経過しても症状が回復してこない、改善傾向にならない場合は、筋力の回復に長期間を要す可能性もあるため、地域包括ケアや回復期病棟など長期戦でのリハビリの準備を整えましょう。また、高齢者であれば、介護保険のサービスを受けられる状態かどうかの確認も必要です。介護保険を申請していない状況であれば、申請を検討したり、介護保険をすでに持っている場合でも、区分変更が必要ではないかを確認したりして、マネジメントしましょう。

MRCスケールによるグレード

Grade 0	視診あるいは触診において収縮がない
Grade 1	視診あるいは触診によりわずかな収縮が認められるが，四肢の動きはみられない
Grade 2	重力を除いた状態でほぼ全可動域関節を動かせる
Grade 3	重力に抗してほぼ全可動域を動かせる
Grade 4	中程度の抵抗に抗してほぼ全可動範囲を動かせる
Grade 5	正常筋力

FRT

基準値　**15.0 cm以上**

FRT：Functional Reach Test

▶ フィジカルアセスメント完全攻略Book　**P.86参照**

アウ値

↓ **15.0** cm

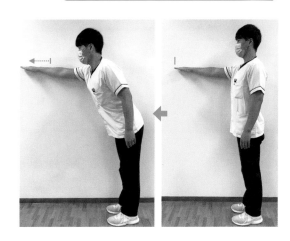

↓ 低値：転倒リスクが高い

●FRTとは

立位で前方へリーチできる最大距離を測定することで、転倒リスクやバランス能力を評価します。腕を90度に上げた状態で、できるだけ前方に手を伸ばしていくテストで、第3指尖の移動距離を測定します。

離床の留意点

15.0cm未満の場合は病棟のADLでの移動手段をチームで検討し、なるべく転倒を起こさないような対策をとるといいでしょう。

データに関するQ&A

Q ベッドサイドでFRTを測定する際、定規やメジャーを忘れてしまった場合は、どうすればいいですか？

A 著者もそんな場面がよくあります。そんなときはボールペンを使います。みなさん、臨床でケアや離床に携わっている中で、ボールペンを常に持ち歩いているのではないでしょうか？
一般的なボールペンの長さは14.0cm程度です。したがって、指先がボールペン1本分より少し余裕を持って超えていれば、おおよそ15.0cm以上はあるのではないかとアセスメントできます。

おおよそ15.0cm以上

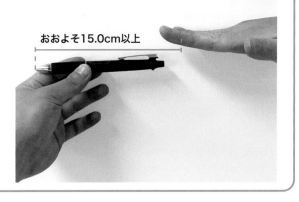

8章

検査値 8-03 TUG

基準値　13.5秒以下

TUG：Timed Up to Go

▶ 実践！離床完全マニュアル 2　P.56参照

アウ値

↑13.5秒

↑ 高値：転倒リスクが高い

▶ TUGとは

椅子に座った状態から立って歩き出し、3m 先の目印で折り返してスタート前の姿勢に戻るまでの時間を計測するテストです。

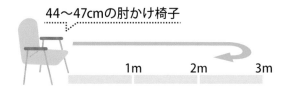

44〜47cmの肘かけ椅子

1m　　2m　　3m

離床の留意点

TUGが13.5秒以内なら、病棟ADLは歩行で自立、13.5秒以上なら病棟ADLは見守りもしくは車椅子と考えられます。病棟ADLの活動レベルをチームで検討する際のツールとしてオススメです。また、正常圧水頭症の歩行障害の検査法として、TUGが推奨されています。水頭症の患者さんの場合には、小刻みやすくみ足など、歩行に不安定であることが多いため、転倒により注意が必要です。

データに関するQ&A

Q 在宅でのケアや離床の場面で、転倒リスクの評価として、TUGの測定はできますか？

A 結論から言うと、なかなかできません。
訪問理学療法を利用する高齢者111名を対象に、理学療法士が訪問リハビリの場面で運動機能に関するテスト（握力測定、膝伸展筋力、M-FRT、10m歩行テスト、TUG、2.4m歩行テスト）のうち、どの運動機能テストが測定可能かを調べた研究では、TUGが測定可能と判定された割合は21.6%だったという報告があります[3]。しかし、握力測定や膝伸展筋力測定は70%以上測定が可能だったそうです。実際の在宅でのケアや離床の場面では、TUGだけにとらわれず、握力や膝伸展筋力など他のテストを使いながら転倒リスクをアセスメントしていくことも必要かもしれません。

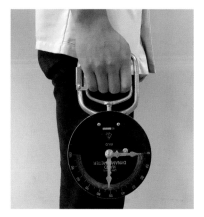

FSST

基準値　15.0 秒以内

FSST：Four-Square Step Test

▶ **実践！離床完全マニュアル 2**　P.87参照

アウ値

⬆ **15.0** 秒

⬆ 高値：転倒リスクが高い

離床の留意点

転倒リスクに加え、どの方向につまずいたり、ふらついたりするかをアセスメントしましょう。このテストをもとに、普段の生活で歩行を見守るもしくは介助する際に、どの方向から見守ったり介助したりすればいいかをチームで情報共有しましょう。

▶ FSSTとは

4 本の杖を十字に並べて、4 区画に区切り、左手前の区画から時計回りに 1 周。続けて反時計回りに 1 周するまでのタイムを測定するテストです。

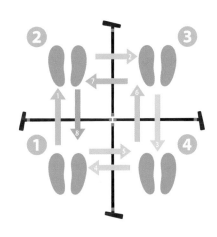

データに関するQ&A

Q FSSTが15.0秒以上の場合、バランスが悪い原因として何が考えられますか？

A バランスが悪い原因については、著者もいつも悩まされます。
バランスに強い関心を持っている理学療法士23名を対象に行ったアンケート調査では、FRT、TUG、FSSTの欠点として、「バランスが悪い原因まではわからない」という回答が得られました[4]。
バランスが悪い原因を評価するテストとして、Balance Evaluation System Test（以下、BESTest）があります[5]。足の筋力や姿勢を戻す反応など、バランスが悪い原因を6つの要素に分けて評価するものです。このようなテストを使って、足の筋力が弱い人には筋力トレーニングを、姿勢を戻す反応が鈍い人には姿勢を崩して戻す練習を繰り返すなど、バランスが悪い原因をアセスメントして具体的なトレーニング方法を提案してみましょう[6]。

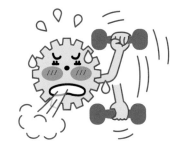

SPPB

基準値　12点

SPPB：Short Physical Performance Battery

アウ値

↓6点

↓ 低値：転倒リスクが高い

離床の留意点

SPPBは簡易に実施できるテストで、SPPBの得点はADLの自立度や移動能力に相関があります。しかし、患者さんにとっては難易度が高いテストバッテリーでもあります。図の評価方法を理解した上で、転倒に十分配慮して実施してください。また、5回立ち上がりテストでは、5回目の立ち上がり後の姿勢で終了となります。着座まで評価に含んでしまう方が多いので注意しましょう。

● SPPBとは

SPPBとはバランステスト、歩行速度、5回立ち上がりの3つのテストで構成され、各テストを合計し、0点（worst performance）～12点（best performance）で評価します。主に下肢運動機能を評価する方法で、簡易的に実施することができるのが特徴です。

SPPBの方法

バランステスト

①閉脚立位
②セミタンデム立位
③タンデム立位
の順で各10秒間保持

 ① ② ③

歩行テスト

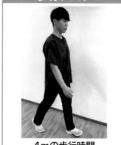

4mの歩行時間

5回立ち上がりテスト

5回の立ちしゃがみ時間

データに関するQ&A

Q 転倒予測以外に臨床でSPPBを評価する意義はなんでしょうか？

A SPPBは下肢筋力を評価するテストとして広く認知されています。そのため、広い分野での研究報告が多く、活用例が多いことが特徴的なテストです。右表に報告されたカットオフ値とその意義について記載しましたので、ぜひ臨床で活用してみてください。

SPPBのカットオフ値

≦ 10	3年後に400m歩行不可となるリスクが高い [7]
≦ 9	有害なイベント発生リスクが高い [8]
≦ 8	サルコペニア [9]
4～9	能力低下のリスクが高い [10]

両脚立ち上がり（BLS）・片脚立ち上がり（SLS）

基準値　両脚/片脚 40 cm以上

BLS：Both Leg Standing
SLS：Single Leg Standing

アウ値

↓ 両脚立ち上がり **20 cm**

↓ 低値：転倒リスクが高い
　　　　歩行に介助が必要

離床の留意点

両脚立ち上がりで20cm台より立ち上がれない場合には、下肢筋力が低下していると考えられます。筋力が増強するまでは、移動手段を歩行介助もしくは車椅子を用いるなどチームで相談しましょう。

▶ 両脚立ち上がり・片脚立ち上がりとは

両脚立ち上がり・片脚立ち上がりとは、台に座った状態から立ち上がることができるかできないかを調べるという簡便なテストです。台の高さを40cm、30cm、20cm、10cmに設定して、両脚立ち上がりまたは片脚立ち上がりを組み合わせて動作の遂行能力を判定します。

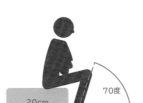

両脚立ち上がり

20cm　70度

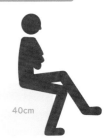

片脚立ち上がり

40cm

データに関するQ&A

Q 日常生活で支障を来さないレベルとは、どのくらいの台の高さから立ち上がりが出来たらよいのでしょうか？

A 立ち上がりの予測を右表に示します。日常生活に支障を来さないレベルとは、片脚で40cm台から立ち上がれる必要があります。スポーツを行う場合には、よりダイナミックな動きが必要となるので、片脚で20cm以下の高さから立ち上がれる必要があります。この動作予測テストは、体重と膝伸展筋力の比率である体重支持指数（WBI：Weight Bearing Index）と相関関係にあり、下肢筋力の推察にもなります。この立ち上がりテストは、台一つで行える簡便なテストなので、種々な場面で活用してみてください。

立ち上がり遂行動作予測[11]

	高さ	判定
両脚立ち上がり	40.0cm	
	30.0cm	歩行に介助が必要
	20.0cm	正常歩行が可能
	10.0cm	
片脚立ち上がり	40.0cm	日常生活に支障を来さない 階段昇降が可能
	30.0cm	
	20.0cm	激しい運動が可能 ジャンプやターン
	10.0cm	

Frail CS-10
（フレイル用10秒椅子立ち上がりテスト）

基準値　3〜4回

アウ値

↓2回

↓ 低値：下肢筋力低下、転倒リスクが高い

● Frail CS-10とは

Frail CS-10とは、10秒の間に40cmの椅子より立ち上がる回数を計測するテストです。Frail CS-10は、30秒間に何回椅子から立ち上がれるか測定するCS-30をフレイル用に考案されました。

離床の留意点

Frail CS-10を実施する前に呼吸指導を行うことが重要です。このテストでは、立ち上がることに意識が向き過ぎてしまい、息こらえをしてしまう方が多くみられます。息を止めての立ち上がりは、息切れを引き起こす原因となります。さらに、息こらえにより迷走神経が刺激され副交感神経優位となり、血圧低下や失神を招いてしまう可能性もあります。そのため、立ち上がりに限らず、動作時には息を吐きながら行うよう指導することが大切なのです。

データに関するQ&A

Q Frail CS-10の回数によるADLの判断はできるのでしょうか？

A Frail CS-10はCS-30をフレイルに使用できるように村田ら[12]に考案された方法です。Frail CS-10は、下肢筋力の評価の他に歩行能力やバランス能力とも相関が高いテストであり、高齢者の評価に有用です。このテストの臨床応用は、Frail CS-10が3回以上であれば、病棟内自立歩行を許可できる[13]ことです。ちなみにCS-30では14回を下回ると転倒のリスクが高くなります。

豆知識

Frail CS-10とCS-30の違い

Frail CS-10とCS-30は、回数だけの違いではありません。Frail CS-10は両上肢を膝の上に置いた状態から立ち上がります（写真左）。CS-30は両上肢を組みながら立ち上がります（写真右）。評価方法が異なりますので、注意しましょう。

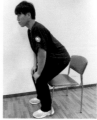

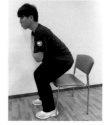

CS-10　　　　　CS-30

文　献

第1章

1) G Wannamethee, et al:HaematocritHaematocrit, hypertension and risk of stroke. J Intern Med 235:163-168,1994.

2) Yu Sunakawa, et al: Immune-related Genes to Dominate Neutrophil-lymphocyte Ratio (NLR) Associated With Survival of Cetuximab Treatment in Metastatic Colorectal Cancer. Clin Colorectal Cancer.17(4):e741–e749, 2018.

3) 宮本 健志, 他：好中球/リンパ球比(NLR)は転移再発乳癌(MBC)の予後予測マーカーとなりうる.日本癌治療学会学術集会抄録号52. ROMBUNNO.O11-8, 2014.

4) R N Pugh,et al.:Transection of the oesophagus for bleeding oesophageal varices. Br J Surg Aug 60(8):646-9, 1973.

5) KDIGO Clinical Practice Guideline for Acute Kidney Injury. Kidney International Supplement 2:1-138,2012.

6) 野原 隆司, 他：心血管疾患におけるリハビリテーションに関するガイドライン(2012年改訂版). https://www.j-circ.or.jp/cms/wp-content/uploads/2012/11/心血管疾患におけるリハビリテーションに関するガイドライン(オリジナル版)(2020.01.06更新版).pdf(閲覧2020年9月4日).

7) 上月 正博：CKDにおけるリハビリテーション.日本内科学会雑誌 105(7):1296-1302,2016.

8) 上月 正博：実践！腎臓リハビリテーション入門.医歯薬出版株式会社:16-18,2018.

9) 「維持血液透析ガイドライン：血液透析処方」作成ワーキンググループ：維持血液透析ガイドライン：血液透析処方(修正版2014.01.06) 第2章　血液透析量とその効果：β2-ミクログロブリン(β2-M)．日本透析医学会雑誌 46:603-605，2013.

10) AKI (急性腎障害) 診療ガイドライン作成委員会 編:AKI (急性腎障害) 診療ガイドライン 2016. AKI重症度や生命予後の予測に尿中バイオマーカーを用いるべきか？　東京医学社:32-33,2016.

11) S Alan, et al：Rapid Measurement of B-Type Natriuretic Peptide in the Emergency Diagnosis of Heart Failure. N Engl J Med 347:161-167,2002.

12) The Criteria Committee of the New York Heart Association. Nomenclature and Criteria for Diagnosis of Diseases of the Heart and Great Vessels. 9th ed. Boston, Mass: Little, Brown & Co:253-256,1994

13) PL Marino,稲田 英一（監訳）：ICU ブック.第4版. 第35章　浸透圧の異常．メディカル・サイエンス・インターナショナル:531-548,2015.

14) K Berend, et al:Chloride : the queen of electrolytes? Eur J Intern Med 23(3):203-11,2012.

15) NM Yunos, et al:Bench-to-bedside review: Chloride in critical illness.Crit Care 14(4):226, 2010.

16) B Suetrong, et al:Hyperchloremia and moderate increase in serum chloride are associated with acute kidney injury in severe sepsis and septic shock patients.Crit Care 20(1):315,2016.

17) MW Semler, et al:Balanced Crystalloids versus Saline in Critically Ill Adults.N Engl J Med 378(9):829-839,2018.

18) Marino PL,稲田 英一（監訳）：ICU ブック. 第4版. 第38章 カルシウムとリン　メディカル・サイエンス・インターナショナル:573-585,2015.

19) 青沼 和隆, 他：QT延長症候群（先天性・二次性）とBrugada症候群の診療に関するガイドライン（2012年改訂版）. https://www.j-circ.or.jp/old/guideline/pdf/JCS2013_aonuma_h.pdf(閲覧2020年9月4日)．

20) PL Marino,稲田 英一（監訳）：ICU ブック.第4版. 第36章　カリウム．メディカル・サイエンス・インターナショナル:553-561,2015.

21) P Deska, et al:Short-term changes of serum potassium concentration induced by physical exercise in patient with arterial hypertension treated with angiotensin-converting enzyme inhibitor alone or in combination with statin. J Physiol Pharmacol 68(1):133-138,2017.

22) S Watanabe, et al:Exercise-induced rise in arterial potassium is enhanced in patients with impaired exercise tolerance.Jpn Heart J 36(1):37-48,1995.

23) MI Lindinger:Potassium regulation during exercise and recovery in humans: implications for skeletal and cardiac muscle.J Mol Cell Cardiol 27(4):1011-1022,1995.

24) 樋口 逸郎：2. 筋肉に影響を及ぼす薬物.日本内科学会雑誌96：1598-1603，2007.

25) 谷口 浩一郎, 他：低カリウム血性ミオパチーにより首下がりを呈した2症例.臨床神経 51：110-113,2011.

26) Marino PL,稲田 英一（監訳）：ICU ブック.第4版. 第37章　マグネシウム. メディカル・サイエンス・インターナショナル:562-572,2015. 28)

27) LJ Dominguez,et al:Magnesium and muscle performance in older persons: the InCHIANTI study. Am J Clin Nutr 84(2):419-26,2006.

28) E Hillegass, et al: Role of Physical Therapists in the Management of Individuals at Risk for or Diagnosed With Venous Thromboembolism: Evidence-Based Clinical Practice Guideline. Phys Ther 96(2):143-66,2016.

29) 原田 卓：糖尿病のリハビリテーション.J Jpn Rehabil Med 53:845-850, 2016.

30) 厚生労働省：平成30年国民健康・栄養調査結果の概要．https://www.mhlw.go.jp/content/10900000/000635990.pdf（閲覧2020年9月4日）.

31) 一般社団法人 日本臨床栄養学会：亜鉛欠乏症の診療指針2018. http://jscn.gr.jp/pdf/aen2018.pdf（閲覧2020年9月4日）.

第2章

1) 柏原 直樹：バソプレシンV2受容体拮抗薬とはどんなものですか． レジデントノート Vol.15 No.16：2961, 2014.

2) 吉川 聡司, 他：早い、安い、簡単!!!三拍子揃ったstrip test!． レジデントノート vol.19 No.6：1018,2017.

3) 栗山 明：尿蛋白へのアプローチ． レジデントノート Vol.19 No.6：1044,2017.

4) 高橋 和浩：尿ph． 腎と透析 Vol.67 No.6：732-733, 2009.

5) 一般社団法人 日本糖尿病療養指導士認定機構:糖尿病療養指導ガイドブック2018 22:72,2018.

6) 窪田 哲朗：看護に生かす検査 尿検査（蛋白、糖、潜血、沈渣）． Nursing College 4:84-85,2007.

7) 日本消化器病学会関連研究会 慢性便秘の診断・治療研究会：慢性便秘症診療ガイドライン2017.南江堂:42,2017.

第4章

1) 日本呼吸ケア・リハビリテーション学会 酸素療法マニュアル作成委員会：酸素療法マニュアル（酸素療法ガイドライン 改訂版）． 株式会社メディカルレビュー社:2017.

2) Lichtwarck-Aschoff, et al:Compliance is nonlinear over tidal volume irrespective of positive end-expiratory pressure level in surfacetant-depleted piglets. Am J Respir Crit Care Med 162:2125-33,2000.

3) 曷川 元：寝たきりゼロへ進化中 実践！離床完全マニュアル2.慧文社:117,2018.

4) B Polly, et al:Early activety is feasible and safe in respiratory failue patients.Crit Care Med 35(1):139-145,2007.

5) CL Hodgson, et al. Expert consensuss and recommendations on safety criteria for active mobilization of mechanically ventilated critically ill adults. Crit Care 18:658,2014.

第5章

1) A.J.R Gestel, et al：Prevalence and prediction of exercise-induced oxygen desaturation in patients with chronic obstructive pulmonary disease. Respiration 84:353–359,2012.

2) 野崎 康平, 他：慢性心不全患者の退院時における 6分間歩行距離を規定する因子の検討． 臨床理学療法研究 31：25-29,2014.

3) 清水 薫子, 他：循環器疾患患者における呼吸機能検査の重要性． CARDIAC PRACTICE 28(1)：27-32, 2017.

4) 日本呼吸ケア・リハビリテーション学会, 他：呼吸リハビリテーションマニュアル-運動療法-第2版.照林社:35-41,2012.

第6章

1) 筒井 裕之, 他:急性・慢性心不全診療ガイドライン（2017年 改訂版）． https://www.j-circ.or.jp/old/guideline/pdf/JCS2017_tsutsui_h.pdf（閲覧2020年9月4日）.

2) Owen TE, et al：Trends in prevalence and outcome of heart failure with preserved ejection fraction.N Engl J Med 355:251-259,2006.

3) K Miyagishima, et al: Long term prognosis of chronic heart failure: reduced vs preserved left ventricular ejection fraction.Circ J 73(1):92-99,2009.

4) 大北 裕, 他：弁膜疾患の非薬物治療に関するガイドライン(2012 年改訂版). https://j-circ.or.jp/old/guideline/pdf/JCS2012_ookita_h.pdf（閲覧2020年9月4日）.

5) 岩崎 賢一, 他：静脈還流量の変化が圧受容器反射機能に及ぼす効果の量影響関係.Space Utilization Research 23:2007.

6) 堀口 泰典, 他：起立性調節障害例の起立時血行動態.日本小児循環器学会総会 抄録集2017. https://confit.atlas.jp/guide/event/jspccs53/subject/III-OR40-04/detail?lang=ja（閲覧2020年9月4日).

7) P Meyer,et al: Effects of Right Ventricular Ejection Fraction on Outcomes in Chronic Systolic Heart Failure.Circulation January 19 121(2):252–258,2010.

8) E Hillegass, et al: Role of Physical Therapists in the Management of Individuals at Risk for or Diagnosed With Venous Thromboembolism: Evidence-Based Clinical Practice Guideline. Phys Ther 96(2):143-66,2016.

第7章

1) Y Freund, et al: Prognostic Accuracy of Sepsis-3 Criteria for In-Hospital Mor- tality Among Patients With Suspected Infection Presenting to the Emer-gen- cy Department. JAMA 317: 301-308, 2017.

2) D L Schriger,et al: Defining normal capillary refill: variation with age, sex, and temperature. Ann Emerg Med Sep 17(9):932-5,1988.

第8章

1) JW Teener,et al：Dysregulation of sodium channel gating in critical illness my-opathy.J Muscle Res Cell Motil.27:291-6,2006.

2) ZA Puthucheary,et al：Acute skeletall muscle wasting in critical illness.JAMA 310(15):1591-600,2013.

3) 斎藤 崇志, 他：訪問理学療法の臨床で有用な運動機能テストは何か？－実現可能性の観点からの検討－．理学療法－技術と研究－43号：44-48,2015.

4) 望月 久,他：臨床的バランス能力評価指標に関するアンケート調査報告－臨床的バランス能力評価指標の考察に向けて－．理学療法科学 24(2)：205-208,2009.

5) Fay B Hirak,et al：The Balance Evaluation System Test (BESTest) to Differentiate Balance Deficits. Physical Therapy Volume 89 Number 5:484-488,2009.

6) 望月 久：バランス障害に対する理学療法－Horakらによる BESTest の考え方を中心に－．理学療法湖都第34号 6-11,2014.

7) S Vasunilashorn,et al: Use of the Short Physical Performance Battery Score to Predict Loss of Abil-ity to Walk 400 Meters: Analysis From the InCHI-ANTI Study. J Gerontol A Biol Sci Med Sci Feb 64A(2):223–229,2009.

8) J M Guralnik,et al: A short physical performance battery assessing lower extremity function: asso-ciation with self-reported disability and predic-tion of mortality and nursing home admission. J Gerontol Mar 49(2):M85-94,1994.

9) AJ Cruz-Jentoft,et al: Sarcopenia: European con-sensus on definition and diagnosis: Report of the European Working Group on Sarcopenia in Older People. Age Ageing Jul 39(4):412-23, 2010 .

10) J M Guralni,et al: Lower extremity function and subsequent disability: consistency across studies, predictive models, and value of gait speed alone compared with the short physical performance battery. J Gerontol A Biol Sci Med Sci Apr 55(4):M221-31,2000.

11) 村永 信吾:立ち上がり動作を用いた下肢筋力評価とその臨床応用. 昭和医会誌61(3):362-367,2001.

12) 村田 伸, 他：虚弱高齢者用10秒椅子立ち上がりテスト (Frail CS-10)の有用性の検討．理学療法科学 25(3):431–435，2010.

13) 岩瀬 弘明,他：Frail CS‐10を用いた病棟内自立歩行を許可するための判定基準．Japanese Journal of Health Promotion and Physical Therapy Vol.4, No.3:107-12，2014.

索　引

あ行

亜鉛 ・・・・・・・・・・・・・・・・・・・ 86,87
アシドーシス ・・・・・・・・・・・・ 64,93,122,123,124,125,
　　　　　　　　　　　　　　 126,127,167
アダムス・ストークス発作 ・・・・ 182
アナフィラキシーショック・・・・・ 23,24
アニオンギャップ・・・・・・・・・・・ 124,125,126
アミラーゼ ・・・・・・・・・・・・・・ 34,35
アルカリフォスファターゼ・・・・・ 29
アルカローシス ・・・・・・・・・・・ 64,69,122,126
アルブミン ・・・・・・・・・・・・・ 15,31,32,33,37,38,39,40,
　　　　　　　　　　　　　　 41,42,50,85
アレルギー ・・・・・・・・・・・・・・ 19,23,24
アンチトロンビンIII複合体・・・・ 79
アンチトロンビンテスト ・・・・・・ 70,75,
アンモニア ・・・・・・・・・・・・・・ 40,50,51
イージーウォーターネブライザーシステム
・・・・・・・・・・・・・・・・・・・・ 131
意識レベル・・・・・・・・・・・・・・ 187,188,189
一回拍出量・・・・・・・・・・・・・・ 162,165,168,169,171,181
一回拍出量変化率 ・・・・・・・・ 164,169
1型糖尿病・・・・・・・・・・・・・・・ 83,85
一秒率・・・・・・・・・・・・・・・・・ 147
イレウス ・・・・・・・・・・・・・・・ 115
イレウス管 ・・・・・・・・・・・・・・ 115
イヌリンクリアランス ・・・・・・・ 55
インスリノーマ ・・・・・・・・・・・・ 82
インスリン ・・・・・・・・・・・・・・ 82,83
右室駆出率・・・・・・・・・・・・・・ 158
うっ血・・・・・・・・・・・・・・・・・ 98,108,163,166
右房圧・・・・・・・・・・・・・・・・・ 157,164,183
ウロビリノーゲン・・・・・・・・・・・ 31
エアブロンコグラム・・・・・・・・・ 106,107,112
エリスロポエチン・・・・・・・・・・・ 12
円形無気肺 ・・・・・・・・・・・・・・ 110
炎症 ・・・・・・・・・・・・・・・・・ 15,19,20,21,22,27,36,37,
　　　　　　　　　　　　　　 42,58,64,73,75,78,79,80,
　　　　　　　　　　　　　　 81,102,112,136,186

か行

カーリー線 ・・・・・・・・・・・・・・ 106,108
拡張期血圧 ・・・・・・・・・・・・・・ 180,181
下肢静脈エコー・・・・・・・・・・・ 172
下肢静脈瘤・・・・・・・・・・・・・・ 173

片脚立ち上がり ・・・・・・・・・・・ 197
活性化部分トロンボプラスチン
・・・・・・・・・・・・・・・・・・・・ 74
カリウム ・・・・・・・・・・・・・・・ 52,65,66,67,68,115
カルシウム ・・・・・・・・・・・・・・ 65,68,123
簡易酸素マスク ・・・・・・・・・・・ 120,129
肝炎 ・・・・・・・・・・・・・・・・・ 26,27,28,30,31,33,40,82
肝機能障害・・・・・・・・・・・・・・ 38,39,40,44,50,78
肝性脳症 ・・・・・・・・・・・・・・・ 31,40,50
関節液・・・・・・・・・・・・・・・・・ 102
間接ビリルビン ・・・・・・・・・・・ 31,32,33
感染症 ・・・・・・・・・・・・・・・・ 15,19,20,21,22,36,37,102,
　　　　　　　　　　　　　　 186
気管内吸引（圧）・・・・・・・・・・・ 190
気胸・・・・・・・・・・・・・・・・・・ 98,111,114
凝固・・・・・・・・・・・・・・・・・・ 70,71,72,73,74,75,76,77,
　　　　　　　　　　　　　　 79,79,81,88,101
狭心症 ・・・・・・・・・・・・・・・・ 46,47,48,49
胸水・・・・・・・・・・・・・・・・・・ 98,99,100,104,106,109,
　　　　　　　　　　　　　　 110,111
胸痛・・・・・・・・・・・・・・・・・・ 45,157,159
起立性低血圧 ・・・・・・・・・・・・ 12,13,14,15,51,58,82,85,
　　　　　　　　　　　　　　 90,91,94,97,164,169,176,
　　　　　　　　　　　　　　 179,185
空気とらえこみ指数 ・・・・・・・・ 148
クッシング現象 ・・・・・・・・・・・ 175
グリコアルブミン・・・・・・・・・・・ 85
グリコヘモグロビン・・・・・・・・・ 84,85
クレアチニンクリアランス・・・・・ 55
クレアチニン・・・・・・・・・・・・・ 51,52,53,54,55,56
クレアチンキナーゼ・・・・・・・・・ 59
クロージングボリューム ・・・・・・ 149
クロール ・・・・・・・・・・・・・・・ 64,115,125
頸静脈拍動 ・・・・・・・・・・・・・・ 183
血液ガス・・・・・・・・・・・・・・・ 93,133,135,139,141
血管抵抗・・・・・・・・・・・・・・・ 163,165,170,171,181
血管迷走神経反射 ・・・・・・・・・ 179
血小板 ・・・・・・・・・・・・・・・・ 25,27,44,70,71,72,88
血糖値 ・・・・・・・・・・・・・・・・ 82,84,85,94,95
好塩基球・・・・・・・・・・・・・・・ 19,23,24
高感度CRP ・・・・・・・・・・・・・・ 36
抗凝固療法 ・・・・・・・・・・・・・・ 74,75,76,172
好酸球 ・・・・・・・・・・・・・・・・ 19,23,29
拘束性換気障害・・・・・・・・・・・ 145,148
好中球・・・・・・・・・・・・・・・・・ 19,20,21,22,99

後負荷‥‥‥‥‥‥‥‥‥‥‥ 158,165,170,171,179
高流量鼻カニュラ ‥‥‥‥‥ 132
呼吸数 ‥‥‥‥‥‥‥‥‥ 18,93,119,135,138,147,178
呼気終末陽圧‥‥‥‥‥‥‥ 136
骨折‥‥‥‥‥‥‥‥‥‥‥ 29,36,102
骨髄液‥‥‥‥‥‥‥‥‥‥ 101
コメットテイルサイン ‥‥‥‥ 110
コリンエステラーゼ‥‥‥‥‥ 42,44
混合静脈血酸素飽和度 ‥‥‥ 167
コンソリデーション ‥‥‥‥‥ 109,112

さ行

左室拡張末期容積 ‥‥‥‥‥ 153,157
左室収縮末期圧 ‥‥‥‥‥‥ 166
左心機能 ‥‥‥‥‥‥‥‥‥ 166
左房圧‥‥‥‥‥‥‥‥‥‥ 108,166
酸素摂取率 ‥‥‥‥‥‥‥‥ 167
酸素流量 ‥‥‥‥‥‥‥‥‥ 120,128,129,130,131
消化管出血‥‥‥‥‥‥‥‥ 51,53,96,115
糸球体濾過量 ‥‥‥‥‥‥‥ 54
止血 ‥‥‥‥‥‥‥‥‥‥ 25,70,71,72,73,74,78,101
シスタチンC ‥‥‥‥‥‥‥‥ 56
重炭酸イオン ‥‥‥‥‥‥‥ 124,125
収縮期血圧 ‥‥‥‥‥‥‥‥ 156,171,178,179,180
出血時間‥‥‥‥‥‥‥‥‥ 70,71
循環血液量 ‥‥‥‥‥‥‥‥ 13,14,38,90,91,105,158,
　　　　　　　　　　　　　 163,164,168,169,179,183
消化管穿孔‥‥‥‥‥‥‥‥ 116
食事性低血圧‥‥‥‥‥‥‥ 179
徐呼吸 ‥‥‥‥‥‥‥‥‥‥ 178
ショック ‥‥‥‥‥‥‥‥‥ 88,96,122,163,167,168,
　　　　　　　　　　　　　 178,180,184
徐脈 ‥‥‥‥‥‥‥‥‥‥‥ 67,162,175,182
シルエットサイン ‥‥‥‥‥‥ 109
心筋梗塞‥‥‥‥‥‥‥‥‥ 20,25,26,27,28,36,45,59,
　　　　　　　　　　　　　 62,79,180
心筋トロポニンT ‥‥‥‥‥‥ 62
心係数 ‥‥‥‥‥‥‥‥‥‥ 163,168
心原性肺水腫 ‥‥‥‥‥‥‥ 106
人工呼吸器 ‥‥‥‥‥‥‥‥ 98,124,132,133,134,136,
　　　　　　　　　　　　　 138,142,144,190
心拍出量‥‥‥‥‥‥‥‥‥ 108,136,152,157,159,162,
　　　　　　　　　　　　　 163,167,168,171,182
心拍数 ‥‥‥‥‥‥‥‥‥‥ 105,161,162,168,182,190
深部静脈血栓症 ‥‥‥‥‥‥ 14,172
心不全‥‥‥‥‥‥‥‥‥‥ 60,61,125,152,155,159,
　　　　　　　　　　　　　 160,165,166,183

膵炎‥‥‥‥‥‥‥‥‥‥‥ 34,35,48,81,82
推定糸球体濾過量 ‥‥‥‥‥ 54
髄膜炎 ‥‥‥‥‥‥‥‥‥‥ 100
頭蓋内圧 ‥‥‥‥‥‥‥‥‥ 174,175,178,189
赤血球 ‥‥‥‥‥‥‥‥‥‥ 12,13,14,15,17,18,26,31,
　　　　　　　　　　　　　 32,84,96,124
赤血球沈降速度 ‥‥‥‥‥‥ 15,78
全血管抵抗‥‥‥‥‥‥‥‥ 170,171
前負荷‥‥‥‥‥‥‥‥‥‥ 157,158,164,165,168
線溶系 ‥‥‥‥‥‥‥‥‥‥ 76,77,80,81,88
総コレステロール‥‥‥‥‥‥ 45
総タンパク ‥‥‥‥‥‥‥‥ 38
総ビリルビン ‥‥‥‥‥‥‥ 31,32
足関節運動 ‥‥‥‥‥‥‥‥ 172

た行

体温 ‥‥‥‥‥‥‥‥‥‥‥ 168,186
大腿静脈 ‥‥‥‥‥‥‥‥‥ 172,173
脱水 ‥‥‥‥‥‥‥‥‥‥ 12,13,14,15,38,51,52,53,
　　　　　　　　　　　　　 57,63,82,90,91,94,115,
　　　　　　　　　　　　　 162,164,168,169,172,179,
　　　　　　　　　　　　　 184,185
単球 ‥‥‥‥‥‥‥‥‥‥‥ 19,22
中心静脈圧 ‥‥‥‥‥‥‥‥ 164,169
中性脂肪 ‥‥‥‥‥‥‥‥‥ 48,49
腸閉塞‥‥‥‥‥‥‥‥‥‥ 115
直接ビリルビン ‥‥‥‥‥‥‥ 31,32,33
痛風‥‥‥‥‥‥‥‥‥‥‥ 57
ツルゴール ‥‥‥‥‥‥‥‥ 51,91,185
低栄養 ‥‥‥‥‥‥‥‥‥‥ 37,38,39,45,68,69,86
低血糖 ‥‥‥‥‥‥‥‥‥‥ 82,83,84
低酸素血症 ‥‥‥‥‥‥‥‥ 98,109,118,119,120,127,
　　　　　　　　　　　　　 138,141,149,178,190
低心拍出症候群 ‥‥‥‥‥‥ 163
ディープサルカスサイン‥‥‥‥ 114
滴状心‥‥‥‥‥‥‥‥‥‥ 113
テザリング ‥‥‥‥‥‥‥‥ 155
鉄欠乏性貧血 ‥‥‥‥‥‥‥ 16,17,18,43
電解質‥‥‥‥‥‥‥‥‥‥ 52,56,64,66,68,90,115,
　　　　　　　　　　　　　 124,125,187
転倒リスク ‥‥‥‥‥‥‥‥ 193,194,195,196,197
銅‥‥‥‥‥‥‥‥‥‥‥‥ 87
動悸 ‥‥‥‥‥‥‥‥‥‥‥ 24,60,157
瞳孔不同‥‥‥‥‥‥‥‥‥ 174,189
糖尿病‥‥‥‥‥‥‥‥‥‥ 48,49,63,82,83,84,85,91,
　　　　　　　　　　　　　 94,95,122,124,125,127,
　　　　　　　　　　　　　 160,179

動脈血酸素分圧 ・・・・・・・・・・・ 118,121
動脈血酸素飽和度 ・・・・・・・・・・ 119
動脈血二酸化炭素分圧 ・・・・・ 123
動脈硬化性疾患 ・・・・・・・・・・・ 46,47,48
動脈ライン ・・・・・・・・・・・・・・・ 181
トランスサイレチン ・・・・・・・・・ 41,42,43
トランスフェリン ・・・・・・・・・・・ 43,87
トロポニン ・・・・・・・・・・・・・・・ 62

な行

ナトリウム・・・・・・・・・・・・・・・・ 60,63,64,66,91,105,115,
125
2型糖尿病 ・・・・・・・・・・・・・・・ 83
ニボー・・・・・・・・・・・・・・・・・・・ 115
乳酸・・・・・・・・・・・・・・・・・・・・ 28,126,127
乳酸アシドーシス ・・・・・・・・・・ 126,127
乳酸脱水素酵素 (LD・LDH)・・ 28
尿酸・・・・・・・・・・・・・・・・・・・・ 57
妊娠糖尿病 ・・・・・・・・・・・・・・・ 85
尿蛋白・・・・・・・・・・・・・・・・・・ 92
尿糖・・・・・・・・・・・・・・・・・・・・ 63,94
尿比重 ・・・・・・・・・・・・・・・・・・ 91
尿pH ・・・・・・・・・・・・・・・・・・・ 93
尿量 ・・・・・・・・・・・・・・・・・・・ 52,54,90,94,105,115,166,
169,171
脳灌流圧 ・・・・・・・・・・・・・・・・ 175,189
脳脊髄液 ・・・・・・・・・・・・・・・・ 100
脳浮腫・・・・・・・・・・・・・・・・・・ 174,175
脳ヘルニア ・・・・・・・・・・・・・・・ 174,189

は行

肺拡散能 ・・・・・・・・・・・・・・・・ 150
肺活量 ・・・・・・・・・・・・・・・・・・ 148
敗血症 ・・・・・・・・・・・・・・・・・・ 25,64,73,74,75,77,79,80,
81,106,112,122,124,125,
178
肺血栓塞栓症・・・・・・・・・・・・・ 165,172
肺高血圧 ・・・・・・・・・・・・・・・・ 158,165
肺線維症 ・・・・・・・・・・・・・・・・ 121,150
肺動脈圧 ・・・・・・・・・・・・・・・・ 165
肺動脈楔入圧 ・・・・・・・・・・・・・ 163,166
肺胞虚脱 ・・・・・・・・・・・・・・・・ 190
肺胞動脈血酸素分圧較差 ・・・・ 121
バタフライシャドウ ・・・・・・・・・・ 106
白血球・・・・・・・・・・・・・・・・・・ 14,15,18,19,20,24,36,37,
87

白血病・・・・・・・・・・・・・・・・・・ 20,21,22,23,24,25,28,44,
79,80,81,101
鼻カニュラ ・・・・・・・・・・・・・・・ 120,128,129,132
ハンカチーフサイン ・・・・・・・・・ 185
半減期・・・・・・・・・・・・・・・・・・ 26,28,30,41,42,43,44,61,
84
非心原性肺水腫 ・・・・・・・・・・・ 106
非侵襲的陽圧換気療法 ・・・・・・ 139
ビタミンB12欠乏 ・・・・・・・・・・・ 17
ビリルビン ・・・・・・・・・・・・・・・ 31,32,33,50
貧血・・・・・・・・・・・・・・・・・・・・ 12,13,14,15,16,17,18,25,
26,27,31,32,43,85,86,87,
118,150,167
頻呼吸 ・・・・・・・・・・・・・・・・・・ 128,130,140,148,178
頻脈 ・・・・・・・・・・・・・・・・・・・ 45,68,157,161,162,168,
182
フィジカルアセスメント ・・・・・・ 13,53,91,92,105,106,108,
138,146,166,169,180
フィッシャー比・・・・・・・・・・・・・ 40
フィブリノーゲン ・・・・・・・・・・・ 15,70,71,72,74,77,78,81
フィブリン・フィブリノーゲン分解産物
・・・・・・・・・・・・・・・・・・・・・・ 77
フェリチン ・・・・・・・・・・・・・・・ 16,43
フォレスター分類・・・・・・・・・・・ 163,166
腹水・・・・・・・・・・・・・・・・・・・・ 31,50,99,100
ブドウ糖・・・・・・・・・・・・・・・・・ 28,69,82,83,84,94
プラスミノーゲン・・・・・・・・・・・・ 70,80,81
フリーエア ・・・・・・・・・・・・・・・ 116
ブリストル便形状スケール・・・・ 97
フレイル用10秒椅子立ち上がりテスト
・・・・・・・・・・・・・・・・・・・・・・ 198
プレッシャーサポート ・・・・・・・・ 137
プロトロンビン時間 ・・・・・・・・・ 71,72,73
平均血圧・・・・・・・・・・・・・・・・・ 171,175,176,181
平均赤血球容積 ・・・・・・・・・・・ 17
平均赤血球ヘモグロビン濃度
・・・・・・・・・・・・・・・・・・・・・・ 18
平均赤血球ヘモグロビン量 ・・・ 18
閉塞性換気障害 ・・・・・・・・・・・ 146,147,148
ヘマトクリット ・・・・・・・・・・・・・ 12,14
ヘモグロビン ・・・・・・・・・・・・・ 12,13,16,18,25,31,43,84,
85,87,96,118,119,124
便性状・・・・・・・・・・・・・・・・・・ 96,97
便潜血反応 ・・・・・・・・・・・・・・ 96
補正HCO₃⁻ ・・・・・・・・・・・・・・ 126
保存期CKD・・・・・・・・・・・・・・・ 55

ま行

マグネシウム・・・・・・・・・・・・・・ 68
マクロファージ・・・・・・・・・・・・・ 22,37
末梢血管再充填時間 ・・・・・・・・ 184
慢性腎不全・・・・・・・・・・・・・・・ 46,54,55,57,58,60,61
慢性閉塞性肺疾患 ・・・・・・・・・ 113,146,148
脈圧 ・・・・・・・・・・・・・・・・・・・ 164,165,169,175,180,181,
　　　　　　　　　　　　183
脈拍数 ・・・・・・・・・・・・・・・・・ 96,182
無気肺 ・・・・・・・・・・・・・・・・・ 98,104,109,110,111,112,
　　　　　　　　　　　　138,144,145,190

や行

輸液反応性 ・・・・・・・・・・・・・・ 169

ら行

リザーバーマスク ・・・・・・・・・・ 130
リパーゼ・・・・・・・・・・・・・・・・・ 34,35
リポタンパク ・・・・・・・・・・・・・ 45,47,48,49
両脚立ち上がり ・・・・・・・・・・・ 197
リン・・・・・・・・・・・・・・・・・・・・ 29,44,68,69
リンパ球・・・・・・・・・・・・・・・・・ 19,20,21,22
レチノール結合蛋白 ・・・・・・・・ 41,42,43,86
肋骨横隔膜角 ・・・・・・・・・・・・ 114

A

A-aDO₂ ・・・・・・・・・・・・・・・・ 121
AG ・・・・・・・・・・・・・・・・・・・ 125,126
ALP ・・・・・・・・・・・・・・・・・・・ 29,33
ALPアイソザイム ・・・・・・・・・・ 29
AMY ・・・・・・・・・・・・・・・・・・ 34
AMYアイソザイム ・・・・・・・・・・ 34
APH・・・・・・・・・・・・・・・・・・・ 159
A-P像：Anterior – Posterior
・・・・・・・・・・・・・・・・・・・・・・ 105
APTT：Activated Partial Thromboplastin Time
・・・・・・・・・・・・・・・ 70,74,78,88,99
ASH・・・・・・・・・・・・・・・・・・・ 159
AST：Aspartate aminotransferase
・・・・・・・・・・・・・・・・・ 8,9,26,27,28,33
ALT：Alanine aminotransferase
・・・・・・・・・・・・・・・・・ 9,26,27,28,33
AST/ALT比 ・・・・・・・・・・・・・・ 27

ATI：Air-Trapping Index ・・・・・ 148

B

BLS：Both Leg Standing ・・・・・ 197
BNP：Brain Natriuretic Peptide
・・・・・・・・・・・・・・・・・・・・・・ 60
BS：Blood Sugar・・・・・・・・・・・ 82

C

Ca ・・・・・・・・・・・・・・・・・・・ 39,65,72
ChE ・・・・・・・・・・・・・・・・・・ 42
Child-pugh分類 ・・・・・・・・・・ 50,
CI：Cardiac Index ・・・・・・・・・・ 163
CK ・・・・・・・・・・・・・・・・・・・ 59,62
CK-BB ・・・・・・・・・・・・・・・・・ 59,
CK-MB・・・・・・・・・・・・・・・・・ 59,62
CK-MM ・・・・・・・・・・・・・・・・・ 59,
Cl ・・・・・・・・・・・・・・・・・・・・ 64,125
CMV・A/C：Continuous Mandatory Ventilation
・・・・・・・・・・・・・・・・・・・・・・ 133
CO：Cardiac Output ・・・・・・・・ 162,163
COPD ・・・・・・・・・・・・・・・・・ 145,146,147,148,149,150
CPAP：Continuous Positive Airway Pressure
・・・・・・・・・・・・・・・・・・・・・・ 135
CP angle：Costophrenic angle
・・・・・・・・・・・・・・・・・・・・・・ 104,114
CPP：Cerebral Perfusion Pressure
・・・・・・・・・・・・・・・・・・・・・・ 175
CRP：C-Reactive Protein ・・・・ 15,19,36,37,42,78
CRT：Capillary Refilling Time
・・・・・・・・・・・・・・・・・・・・・・ 184
CS-30 ・・・・・・・・・・・・・・・・・ 198
CTR：Cardio Thoracic Ratio ・・ 105,113
Cu ・・・・・・・・・・・・・・・・・・・ 87
CV：Closing Volume ・・・・・・・・ 149
CVP ・・・・・・・・・・・・・・・・・・ 164,183

D

D-ダイマー ・・・・・・・・・・・・・・ 10,70,75,76,79
D-Bil ・・・・・・・・・・・・・・・・・・ 32,33
DBP・・・・・・・・・・・・・・・・・・・ 180
DCM ・・・・・・・・・・・・・・・・・・ 155
DIC ・・・・・・・・・・・・・・・・・・・ 15,25,72,73,74,75,76,77,
　　　　　　　　　　　　78,79,80,81
DLCO：Diffusing capacity of the Lung for carbon
monoxide ・・・・・・・・・・・・・・ 150

DVT ･････････････････････ 75,76,77,79,172,173

E

E/e' ･･･････････････････････ 159,160
eGFRcys ････････････････････ 52,54,55,56
EPAP：Expiratory Positive Airway Pressure
･･････････････････････････ 139,141,142
ESR：Erythrocyte Sedimentation Rate
････････････････････････････ 15

F

FEV1.0% ･･････････････････ 145,147
F_IO_2：Fraction of Inspiratory Oxygen
････････････････ 120,121,128,129,130,138,
141
FDP：Fibrin and Fibrinogen Degradation Products
････････････････････････ 70,75,76,77
Forrester分類 ･････････････ 163,166
Frail CS-10：10-sec Chair Stand test for Frail Elderly
･･････････････････････････ 198
FRT：Functional Reach Test ･･ 193,195
FSST：Four-Square Step Test
････････････････････････････ 195

G

GA：Glyco Albumin ･･･････ 85
GCS：Glasgow Coma Scale ･･ 188
GLU：Glucose ･･････････ 82

H

Hb ････････････････････ 10,13,119
HbA1c ･･･････････････ 84,85,94
HCO_3^- ･･････････････ 124,125,126
HDLコレステロール ･･････ 46,47
Ht ････････････････････ 14

I

ICP：Intracranial Pressure ･･･ 10
ICU-AW ･･･････････････ 162,192
ID-Bil ･･･････････････ 32
IPAP：Inspiratory Positive Airway Pressur
････････････････････････ 139,141,142
IVSth：Thickness of Interventricular Septum
････････････････････････････ 159

J

JCS：Japan Coma Scale ･････ 187

K

K ･･････････････････････ 66

L

LAD：Left Atrial Dimension ･･ 161
LAP ････････････････････ 166
LD ････････････････････ 28
LDLコレステロール ･･････ 46,47
LVDd：Left Ventricular end-Diastolic Dimension
･･････････････････････ 154,155,156
LVDs：Left Ventricular end-Systolic Dimension
･･････････････････････ 154,156
LVEDP ･･････････････ 157,166
LVEDV ･････････････ 153,157
LVEF：Left Ventricle Ejection Fraction
････････････ 152,153,154,155,156,159
LVESV ･･････････････ 153
LVPWth：Thickness of Left Ventricular Posterior Wall
････････････････････････ 159

M

MAP ････････････････ 181
MCH ･･･････････････ 17,18
MCHC ･･････････････ 17,18
MCV ･･･････････････ 17,18
Mg ････････････････ 68,125
MRC score：Medical Re-search Council Scoring
････････････････････････ 192

N

NH_3 ･･･････････････ 50
NHYA分類 ･････････････ 60
Nohria分類 ･････････････ 166
NT-proBNP ･････････････ 61

P

P ･･････････････････ 69
$PaCO_2$ ････････････ 12,124
PaO_2 ･･････････ 118,119,120
PAP：Pulmonary Artery Pressure
････････････････････ 165
PAWP：Pulmonary Capillary Wedge Pressure
････････････････････ 166

P-A像：Posterior-Anterior････ 105
PEEP：Positive End-Expiratory Pressure
･････････････････････ 132,135,136,142
P/F比･･･････････････････ 107,120,121
pH･･････････････････････ 93,122
PIC：Plasmin-α2 Plasmin Inhibitor Complex
･･････････････････････ 70,79,81
PLG：Plasminogen･･･････････ 80
PS：Pressure Support ･･････ 135,137,142
PT：Prothrombin Time ･････ 72
PT-INR：Prothrombin Time International Normalized
Ratio ･････････････････ 72,73,74,99
PTE ･･･････････････････ 172

R

RAP：Right Atrial Pressure ･･･ 157,164
RBC ･･････････････････ 12
RBP ･･････････････････ 41,42
RTP ･･････････････････ 41,42
RVEF：Right Ventricular. Ejection Fraction
････････････････････ 158

S

SaO$_2$ ････････････････ 119
SBP ････････････････ 179
Simpson EF：Simpson Ejection Fraction
････････････････ 153,154
SIMV：Synchronized Intermittent Mandatory
Ventilation ･･･････････ 133,134,135
SLS：Single Leg Standing ･･･ 197
SPPB：Short Physical Performance Battery
･･････････････････ 196
S/Tモード：Spontaneous/Timed-Mode
････････････････ 139,140,141
Sモード：Spontaneous-Mode
････････････････ 139,140,141
SV：Stroke Volume ･･････ 158,162,168
S$\bar{\text{v}}$O$_2$ ･･･････････････ 167
SVR：Systemic Vascular Resistance
･･････････････ 170
SVV：Stroke Volume Variation
･･････････････ 164,169

T

Tモード：Timed-Mode ････ 139,140
TAT：Thrombin-Antithrombin III Complex
･･････････････ 79,81,88

T-Bil･････････････ 31
TC ････････････････ 42,45
TCD：Transcranial Doppler･･･ 176
Tf ････････････････ 43
TG ････････････････ 48
Thromboelastography ････ 88
TTR ････････････････ 42
TP ････････････････ 38
TUG：Timed Up to Go ････ 194,195

U

UA ･･･････････････ 57

V

VC ･････････････ 144,147,148
Volume central shift ･･････ 170

W

WBC ････････････ 19

Z

Zn ･･････････････ 86

%

%肺活量･･･････････ 145
%VC ･･･････････ 144,145
%1秒量･････････ 146
%FEV$_{1.0}$ ･･･････ 146
%FS･･････････ 154

α

α2プラスミンインヒビター・プラスミン複合体
･･････････････ 81

β

β$_2$ーミクログロブリン･･･････ 58

γ

γGTP ･･･････････ 30,33
γグルタミルトランスペプチダーゼ
･･････････ 30

編著者プロフィール

曷川 元 / Katsukawa Hajime
（医学博士・理学療法士）

埼玉県所沢市出身。ICU・救命センターでの臨床経験と宇宙医学の接点から離床こそが、寝たきりの患者を救う最良の手段であると確信。国内だけでなく、世界の仲間と共に離床の啓発活動に尽力している。現、日本離床学会理事長・世界離床ネットワークアジア太平洋事務局長。ユーモアを交えてわかりやすく解説する独特の講義スタイルは、医療スタッフのみならず、一般の方からも絶賛され、多くのファンを集めている。

黒田 智也 / Kuroda Tomoya
（理学療法士）

東京都大田区出身。脳外科・脳卒中領域の超急性期と、回復期・在宅の臨床を幅広く経験。フィジカルアセスメントに強い自信を持ち、教科書にも載っていない、より実践的に解説する講義には定評がある。長年、離床はどの領域や病期でも有効な手段であると考え、離床の啓発活動に積極的に取り組んでいる。

本書利用上のご注意

- 本書は、医療に携わる皆さんが効率的に知識を得られるように構成されていますが、患者さんの症状・病態によって全て適応となるとは限りません。実際の臨床場面では、患者さんの病態を的確に見極め、各施設の判断で治療やアプローチを行ってください。

- 本書のアウ値においては、専門的知見をもとに記載していますが、あくまでも参考値であり、必ず各チームで十分話し合った結果をもとに臨床判断をおこなってください。

- 被写体が個人と特定できる写真はすべてモデルを使用しています。また、全ての写真は本人・病院・企業の承諾を得て掲載しています。

Q&Aとアウ値で学ぶ 検査・データがまるごとわかる本

発　行　日	2020年11月30日	初版発行
	2021年 3 月31日	初版第二刷発行
編　　　著	曷川 元、黒田 智也	
編 集 協 力	日本離床学会	
	〒102-0073	
	東京都千代田区九段北1-2-12プラーレルビル2F	
	https://www.rishou.org/	
発　売　元	（株）慧文社	
	〒174-0063	
	東京都板橋区前野町4-49-3	
	TEL：03-5392-6069　FAX：03-5392-6078	
印 刷・製 本	大日本印刷株式会社	
デ ザ イ ン	品川 幸人、株式会社ホライズン・データ・ワークス	
イラスト・図版	ささきみお、品川 幸人、小松 礼、反町 美涼	

ISBN978-4-86330-197-9

本書の内容についてのお問い合せは日本離床学会まで、その他のお問い合せは慧文社までご連絡いただけますよう、お願いいたします。

詳しくはホームページをご覧ください。
https://www.rishou.org/

日本離床学会　検索

本書内容の無断転載、複製、複写（コピー）、翻訳を禁じます、複写を希望される場合は、そのつど事前に許諾を得てください。